池谷医院院長・医学博士
池谷敏郎

老いは止められる

X-Knowledge

はじめに

本書を手に取っていただき、ありがとうございます。

本書は、

「人からいつまでも『若いね』と言われ続けたい」

「見た目も中身も若々しく、人生を楽しく生きたい」

といった願いを持つ方々へ向けて、医師として活動してきた私のこれまでの知見をもとに、役立つ知恵をまとめたものです。

とはいえ、美容やアンチエイジングの専門家でもない、内科・循環器を専門とする医師である私が「なぜ若さを保つ方法を教えられるのか？」、そう疑問に思う方もいらっしゃることでしょう。まずはそんな疑問からお答えしたいと思います。

その答えは、**人間の「見た目の若さ」も「中身の若々しさ」も、イコール「血管の若さ」だからです。あまり知られていませんが「血管年齢が若ければ見た目も中身も若く、血管年齢が老けていれば見た目も中身も老けている」という科学的事実があります。**

見た目年齢を大きく左右する肌の状態一つとっても、皮膚の細胞を維持する栄養や水分や酸素を届けているのは、血管です。血管の機能や活動が衰えれば、当然ながら肌へ必要なものを届ける働きも衰えて、肌が老いる……というわけです。

血管と若さの関係についてのさらなる詳細は、これからお伝えしていきます。

化粧やファッションでごまかすのではなく、真に心身の若さを保つためには、血管年齢を若々しく保つことが重要です。そのため、血管の専門医である私の知見は、皆さんの心身の若さを維持するために大いに役に立つはずだと確信しています。

私は東京・あきる野市に池谷医院を開院してから25年間、数多くの方々の血管の検査・治療を行ってきました。開院当初からずっと通い続けてくれている患者さんもたくさんいらっしゃいます。血管のメンテナンスをずっと担当させていただいた成果は、その患者さんたちを見れば、一目瞭然です。

みなさん、実年齢よりもずっと見た目に若々しく、元気で、生き生きとしているからです。

そんな「老いを止められた」患者さんたちへ、私が一体何をしたのか？

それが、これから本書の中でお伝えする、日常のなかで誰でもすぐに実践できる生活習慣です。

そんな簡単なことで、老いが止められるの？　と疑問に思うかもしれません。しかし、高価な美容液を買うよりも、高級エステへ行くよりも、慣れ親しんだ生活習慣を一変させて、それをずっと生涯にわたって継続するほうが、ずっと難しいかもしれません。しかし、その効果は絶大です。

私は、こんなにリターンの大きな投資はないと確信しています。

なにしろ、

・**実年齢よりもずっと若く見られる**

だけでなく、

・やせて、太りにくくなる

・体のどこにも痛み、だるさ、こりがなくて思い通りに動かせる

・高血圧や糖尿病、脂質異常症など生活習慣病の改善に役立つ

・脳卒中や心筋梗塞、がん、認知症のリスクが低くなる

と、どんなに大金を積んでも得られない大きなリターンが、あなたに返ってくるのですから。

見た目に若々しく、無駄な脂肪がついてないスリムな体で、どこにも痛みや不調がない。

本書でめざすのは、こうした健康を基盤とする若々しさです。この状態になると、気持ちも行動も大きく変わります。「若返ったね！」と人から褒められるようになるので、うれしくなってどんどん体によい選択、行動をするようになります。毎日が楽しくなって、気持ちが上向きます。

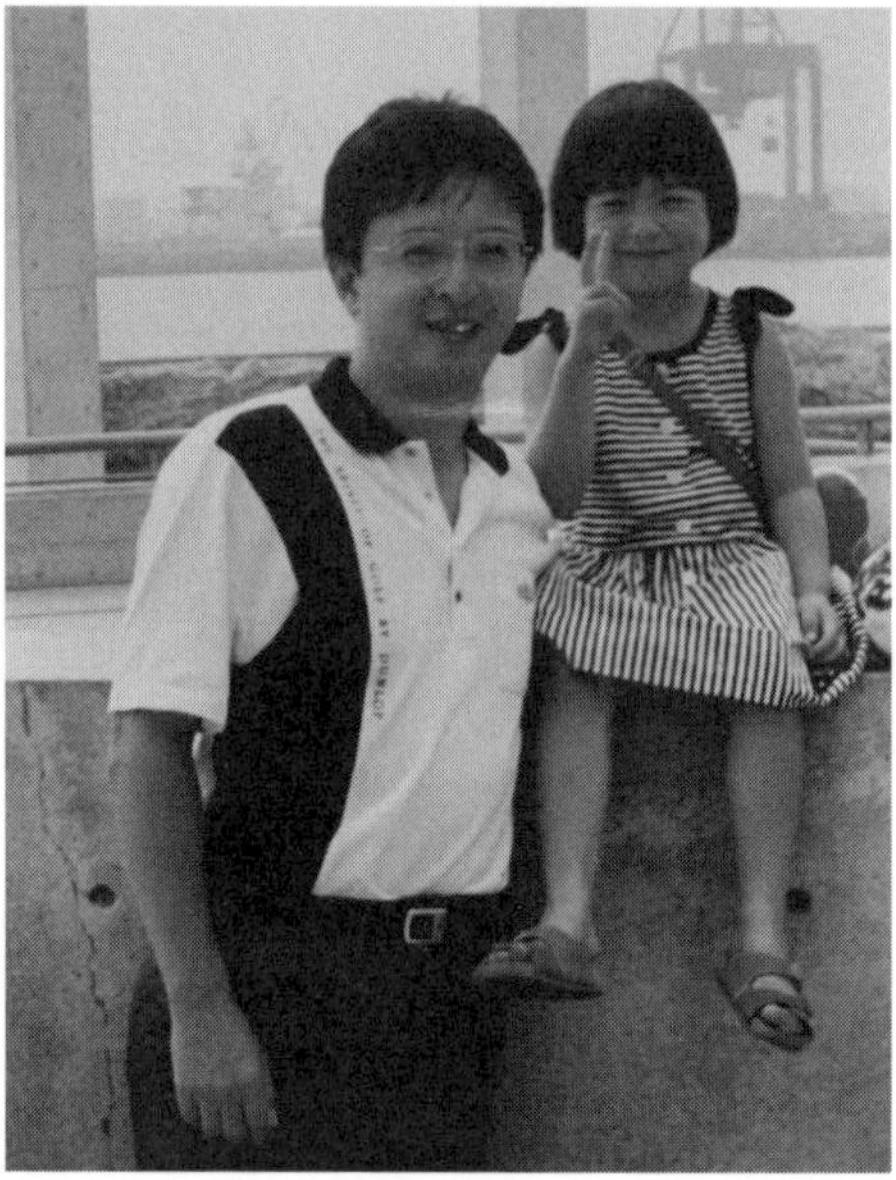

36歳のころの私。
体重79kg、血管年齢は45歳でした。

「そんな大げさな…！」と思われるかもしれませんが、私の患者さんたちをはじめ、私自身もそうだったので、うそではありません。私は20年前まで、不摂生とストレスから今よりも15kgも太っていたうえ、実際の年齢よりもずっと老けて見られていました。その証拠写真が上です。

ぜひ本書のカバー写真と見比べてください。

私は今現在、58歳ですが、身長173㎝、体重は64kg、体脂肪率10%、血管年齢は28歳です。

今のほうが見た目も血管年齢も気持ちも、自分ではずっと若々しいと自負しています。

実際、初対面の方から、実年齢に見られたことはほぼありません。年齢を言うと、たいてい驚かれます。

繰り返しますが、特別なことは特に何もしていません。これからお伝えする生活習慣を当たり前のように、日々実践しているだけ。それだけで、もう何年も「老いを止められて」います。

なぜ、老いを止める習慣を続けることができているのかというと、そうすることで、残念なぽっちゃり体形だった30代とは、私の人生が大きく変わったからです。

まず、多くの人から褒めてもらえるようになって自信がつきました。自然と行動範囲が広がって社交的になり、それにともなって講演会やテレビ出演がどんどん増えて仕事のやりがいも増しました。若い人たちと食事をしたりゴルフを楽しんだりすることも気兼ねなくできるようになりました。

スリムになると、高いブランド服をわざわざ買う必要もなくなり、ユニクロなどの安価な服でも十分おしゃれに見える、ということにも気づきました。

すべてが好循環にスイッチすると、若さを保つためのモチベーションもどんどん上がりました。今では若さを保つための食事がとてもおいしいと感じますし、そのための運動や習慣もやらないと気持ちが悪くなるほどです。

50代になって心から実感するのは、**実年齢を増すほど、見た目の若さを保つことで、気持ちも若くポジティブでいられる、ということです。**すると毎日がぜん楽しくなるので、また太って老け込んだ自分に戻りたくない！　と、若さを保つための努力が全く負担になりません。

皆さんももしかしたらお気づきかもしれませんが——**年齢を重ねるほど、もともとの美醜よりも、見た目の若々しさを保つことの価値が上がってきます。**

「実年齢にぜんぜん見えない！　若いですね」と言われることが、最上の褒め言葉になるのです。

- **いくつになっても堂々と水着になれる**
- **フットワーク軽く、どんな場にも自信をもって参加できる**
- **実年齢を言うと100%驚かれる**

40代、50代、60代と年代が高くなるほど、こうした項目に当てはまる人はどんどん少なくなりますから、がんばって若さを保っている人はどんどん際立って輝いてくるのです。

私や私のたくさんの患者さんたちが「老いを止める生活習慣」を行うことで得られたそうした大きなリターンを、ぜひ、本書をお読みいただいているみなさんにも手にして欲しいと願います。

「もういまさら、無理だ」とは、思わないでください。

いくつになっても、遅すぎるということはありません。ちょっとがんばるだけで、頭一つ以上抜け出せるはずです。

10歳若返らなくても、5歳、3歳、ちょっと若く見えるだけで、人は驚くほど印象が変わるものです。

大変な苦労は必要ありません。高額な化粧品や美容整形も要りません。必要なことは、これからお伝えする若返る生活習慣を、毎日コツコツ、あきらめないで続けることだけ。やればやっただけ、あなたの老いは止められます。

今日から、今から、はじめていきましょう。

目次

はじめに……2

序章 老けている人、若く見られる人は何が違うのか

老いが加速する人の生活習慣……18
老いない人の生活習慣……20

第1章 「老化する行動」で人はなぜ老けるのか？

老化の要因① 血管の酸化と糖化……24

血管の老化で「老け顔」になる……24
血管は肌へ〝美容液〟を届けている……25
甘いもの・パン・ごはんが好きな人ほど老けている⁉……27
最強の老化物質「AGEs」が肌を破壊する……30
偏った肉食で血管が劣化する……32
血管を劣化させる油、血管を若返らせる油……34
症例1【血管に重度の炎症を起こした27歳女性】……36

症例2【EPA摂取で見た目年齢マイナス20歳になった78歳女性】……40
症例3【白髪だけだったのが黒髪が生えた70代女性】……42
老化の要因② 内臓脂肪と皮下脂肪の増加……44
「ぽっこりお腹」で見た目も中身も老化が加速……44
20代と同じ食行動で肥満する……48
脂肪が血管を劣化させる……51
内臓脂肪で「加齢臭」がキツくなる……55
老化の原因③ 筋力低下による姿勢の老化……58
瞬間で「見た目年齢」を決めるのが、姿勢……58
老化の原因④ 脳と神経の劣化……64
高血糖で脳の老化も加速する……64
「脳に甘いものがいい」は間違い!?……66
睡眠不足が血管にダメージを与える……68
睡眠不足が食欲を狂わせる……70
老化の原因⑤ 精神的な老化……72
若さを保つモチベーションアップ法……72

中高年〜高齢期のうつ状態で老化する……76
変わるのは相手ではなく、自分から……81

第2章 老いを止める食事

最もやせる食事タイミングは「空腹を一度我慢した、さらに後」……84
空腹は「今脂肪が燃えています」のサイン……84
欠食は、老ける！……86
一生続けられる「ゆる糖質制限」を始める……90
「主食を半分」からスタートする……90
「隠れ糖質」に要注意！……93
食べる順番で血糖値をコントロールする……96
「食事スタートは大豆か野菜」で血糖値の急上昇が防げる……96
やってみました！　血糖値をモニタリング……100
血糖値スパイク抑制におすすめの食べ物&食べ方……102
池谷先生おすすめ！「血糖値上昇ストップ」アイデア食……103
食事の量を減らす&腹八分目を厳守……104

お腹に脂肪がついている人は、全員食べすぎ……104
一　量の目安は「レディースセット」に……107
二　たんぱく質は減らさない＆糖質は減らす……107
三　食べたものを記録して「見える化」する……108
たんぱく質不足は「大豆」で補う……110
大豆は若返りサプリ！……110
魚を1日に1度は食べる……114
ＥＰＡ＆ＤＨＡは最強の血管若返り薬！……114
手軽に魚を摂る方法その①【さば缶をアレンジする】……116
手軽に魚を摂る方法その②【お刺身をアレンジする】……117
ＥＰＡ＆ＤＨＡサプリメント、製剤について……118

第3章　老いを止める運動

若さ維持に「キツイ運動」はいらない!?……122
一生続けられる「ついで」で十分……122
血管の美容剤「ＮＯ」分泌のスイッチ……123

「食後のその場足踏み」で血糖値上昇を抑制……126
血糖値が上がる前に糖質を消費する！……126
自宅でカンタンにできる！血糖値を下げる！ 食後の「ゾンビ体操」……128
時間も着替えもいらない！ ついでの「ゆる体操」……130
コロナ太りに！ズボラでも続く！ ついでのゆる体操……132
1 椅子の背もたれは使わない……132
2 座るついでのスロースクワット……133
3 座って足踏み体操……133
4 1分間正座で「なんちゃって加圧トレ」……134
5 座って胸トレ体操……134
6 コンビニジョギング……135
7 こっそり「ドローイン」でお腹引き締め……135
猫背改善でマイナス20歳……136
一瞬で若返った印象にスイッチ！……136
あなたは大丈夫？ 無自覚の猫背チェック……139
自宅でカンタン、気持ちいい！ 池谷式猫背改善体操……140

第4章 老化を止める生活習慣

老化を止める睡眠……142
睡眠が、生活習慣病からあなたを守る……142
池谷式 老いない快眠メソッド①【睡眠時間を最優先でスケジュールする】……144
池谷式 老いない快眠メソッド②【平日も週末も起きる時間は一定に】……146
池谷式 老いない快眠メソッド③【就寝2時間前からはものを食べない】……148
池谷式 老いない快眠メソッド④【枕は寝返りが打ちやすい高さに】……150
池谷式 老いない快眠メソッド⑤【寝る直前の水分は控える】……151
池谷式 老いない快眠メソッド⑥【「快眠体操」で深部体温をクールダウン】……152
中高年は要注意！ 睡眠時無呼吸症候群……154
「不眠もどき」に要注意……155
「眠れる薬」で老化が進むことも……159
老いを止める入浴……164
入浴は血管若返りのチャンス……164
池谷式血管マッサージ入浴法……167

ダイエット&美肌効果を生む入浴法……168
入浴ついでの「自転車こぎ体操」で脂肪燃焼！……169
シャワーの時は「プチゾンビ体操」で血流アップ！……170

老いないスキンケア……172
「洗いすぎ」で肌老化が加速する……172
日焼けは全力で防備する……174
化粧品は意味がない!?……178

老いを止める口腔ケア……180
血管の中に侵入する歯周病菌……180

老いを止める人付き合い……184
自分より若い人と積極的に付き合おう……184

おわりに……189

装丁・本文デザイン——田中俊輔（PAGES）
撮影——————渡辺七奈
イラスト—————丸口洋平
編集協力—————木村直子
印刷——————シナノ書籍印刷

序章

老けている人、若く見られる人は何が違うのか

見た目が老けている人と若く見られる人の違いは、
生活習慣——つまり、日々の食事や行動、
心の持ち方にあります。
では実際には何が違うのか？ を次から紹介します。
まずは、自分の日々を振り返りながら、
老ける人の生活習慣、若く見られる人の生活習慣を
チェックしてみましょう。
この行動の選択の違いがどう若さに影響するのか？
についての答え合わせは、第1章、第2章で
解きほぐしていきます。

老いが加速する人の生活習慣

食事は…

①お腹が空いたら食べ物を探してすぐに空腹を満たす。

②コーヒー、紅茶には砂糖を欠かさない。購入するペットボトルは甘い清涼飲料水。

③朝食は、頭の働きをよくするために甘い菓子パンを食べる。

④食卓に出たものはもったいないので残さず食べる。

⑤魚はあまり食べない。もしくはほとんど食べる習慣がない。

⑥大豆や大豆製品はあまり食べない。もしくはほとんど食べる習慣がない。

行動は…

⑦服はお腹が目立たないゆったりした暗色系が基本。

⑧通勤電車やバスでは隙あらば座るし、なるべくなら歩きたくもない。

⑨睡眠時間は5時間未満。寝足りないと感じている。

メンタルは…

⑩ストレスを感じてもじっと我慢してやり過ごす。

⑪知らない人や自分より若い世代の人と付き合うことはなるべく避ける。

⑫スマホやタブレット、新しいアプリなどは苦手。

老いない人の生活習慣

食事は…

①お腹が空いたら水を飲んで軽い運動をしてしばらくやり過ごす。

②コーヒー、紅茶は無糖が基本。緑茶もよく飲む。購入するペットボトルは茶カテキン飲料。ないときは水か無糖のお茶。

③朝食は、野菜たっぷりのフレッシュジュース。もしくはごく軽くすます。

④お腹がいっぱいになったら、食事を残すこともある。

⑤魚を1日に1度は食べている。

⑥大豆や豆腐など大豆製品をよく食べる。

⑦食後に軽く歩いたり足踏みしたり運動することが習慣になっている。

行動は…

⑧服は体のサイズにあった明るい色が基本。

⑨通勤電車やバスは基本立つ。また、意識的に歩く時間を作るようにしている。

⑩睡眠時間は少なくても7時間、できれば8時間取るようにしている。

メンタルは…

⑪ストレスを感じたら、スポーツや歌を歌うなど自分なりの解消法で発散。

⑫知らない人や自分より若い世代の人と積極的に交流する。

⑬スマホやタブレットを積極的に使い、良いと聞いたアプリはどんどん試す。

いかがでしたでしょうか？

生活習慣――行動の選択と考え方の違いで、
人の見た目は10歳どころか、20歳以上も違いが出るものです。
なぜこれらの行動の違いで老化スピードに違いが現れるのか？
次から詳しくみていきましょう。

第1章
「老化する行動」で人はなぜ老けるのか？

老化は自然現象です。しかし、それを後押しして
より加速させてしまうことで、
実年齢よりもずっと老けて見えてしまうことがあります。
その後押しをしてしまうのは、
日常生活の中で行っている習慣です。
普段、選んでいる食べ物や行動が、
あなたの血管を劣化させ、老化を加速させることに
つながっているかもしれません。
その一つ一つについて、
本章では見ていきましょう。

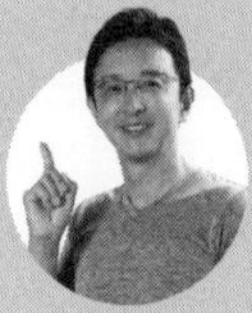

老化の要因① 血管の酸化と糖化

血管の老化で「老け顔」になる

ふと鏡に映った自分の顔を見て、しわやたるみなどの老化のしるしに気づいたとき——思わず「老けたなあ……」とため息をつき、落ち込んでしまうもの。

実は、**人の第一印象を決め、見た目年齢に最も影響する顔の老化は、体内の血管が老化することから始まります。**

実際、私の病院の患者さんでも、血管年齢が高い人ほど、顔にはしみ、しわ、たるみが目立ち、実年齢よりも老けて見えることがほとんどです。

それを示すデータを一つ紹介しましょう。

愛媛大学医学部附属病院が行った調査によると、抗加齢皮膚ドックを受診した

グラフ1 血管が老けているほど見た目も老けている

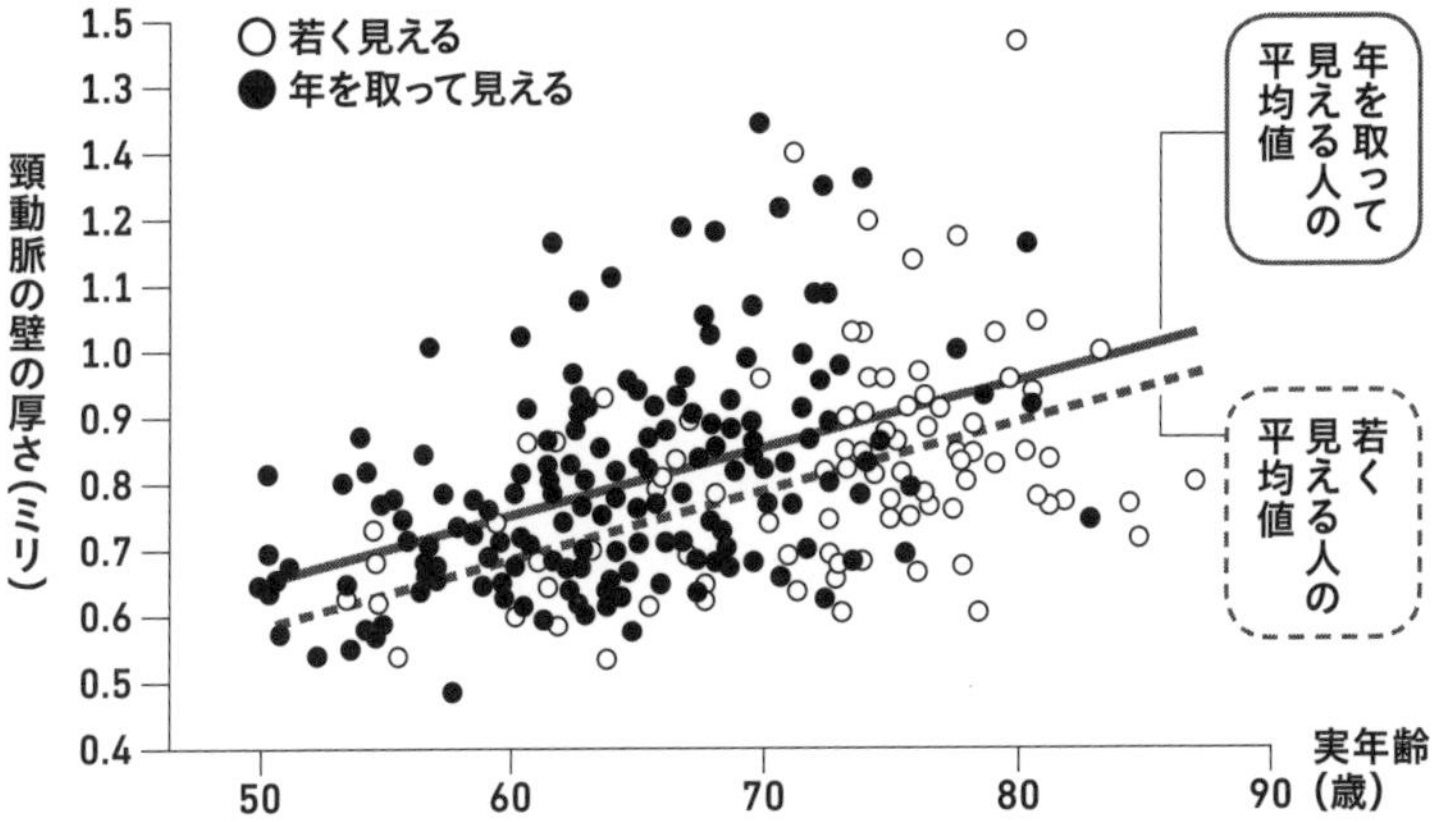

愛媛大学医学部附属病院皮膚ドックを受診した273人(女性187人、男性86人)の血管年齢(頸動脈の壁の厚さ)と実年齢を調べた結果が上のグラフ。「年を取って見える人」ほど頸動脈の壁は厚く(血管年齢が高い)、「若く見える人」ほど頸動脈の壁が薄い(血管年齢が低い)ことが判明。出典:Geiatr. Gerontol. Int;12,733-740,2012

273人の血管年齢と実年齢の関係を調べたところ、**血管が若いほど見た目も若く、血管が老化しているほど見た目にも老化していることが分かりました**(グラフ1参照)。

血管は肌へ〝美容液〟を届けている

ではなぜ、血管と見た目の老化はリンクするのでしょうか?

そのわけは、先にも触れた通り、**血管は全身の皮膚に必要な栄養や酸素、水分を運び、同時に老廃物を回収する働きを行っている**からです。

血管には、「動脈」「静脈」「毛細血管」の3種類があり、血管全体の99%を占めているのが、毛細血管です。動脈と静脈の間をつなぎ、動脈からは栄養素や酸素、水分を受け取り、静脈へ細胞から回収した老廃物や二酸化炭素を受け渡しています。一人の人間の血管の長さを合わせると、地球2周半分にもなるといわれています。

皮膚の下にはこの毛細血管が隙間なく張り巡らされ、皮膚の機能と働きと生まれ変わりをサポートしています。そして血管年齢が若いほど、血管がしなやかに広がるため、血流もよくなって血液がより多く、皮膚のすみずみまで届くため、肌の状態も当然ながらよくなります。つまり、**毛細血管は、体の内側から肌を美しく保つための美容液を届ける役目を担っているのです。**

ところが、毛細血管は加齢に伴って血管の壁が硬く変化して「動脈硬化」を起こします。硬くなった血管はしなやかさを失い、広がりにくくなるために血流も悪くなり、肌へ届ける美容液が滞るようになります。すると、水をもらえない植物のように肌はしおれ、みるみる老化する——というわけです。

さらに、毛細血管は、加齢に従ってその数を減少させることが分かっています。**20代が毛細血管の数のピークで、40代から徐々に減少し始め、60代になると20代**

よりも40%もの毛細血管が失われるといわれています。
つまり、単純に考えても、20代の頃よりも皮膚へ血管が届ける美容液が半減してしまう、ということです。

見えない血管が硬くなったり、その数を減らしたりしていることで顔が老けていく。「じゃあ自分ではどうしようもない……!」とがっかりしてしまうかもしれませんが――大丈夫、安心してください。

なぜなら、**何歳になっても血管をしなやかにしたり、その数を増やしたりすることができるからです。**

その具体的な方法については、後述します。

甘いもの・パン・ごはんが好きな人ほど老けている!?

血管を若返らせるためには、血管を劣化させるような習慣をまずは改める必要があります。

それを大前提にすることで始めて、血管の数としなやかさを保つための施策が効果を現します。まずは血管にとって何がダメージになるのかを知っておくことが重要です。

血管にダメージを与えて老化させる大きな原因は二つあり、一つは「糖化」、もう一つは「酸化」です。それぞれについて、説明していきましょう。

序章の「老いる人の習慣」に次の三つがあったことを思い出してください。

●「コーヒー、紅茶には砂糖を欠かさない」
●「購入するペットボトルは甘い清涼飲料水」
●「朝食は、頭の働きをよくするために甘い菓子パンを食べる」

なぜこれで老いるのかというと、この行動はすべて、血糖値を急激に上げて血管を「酸化」させてしまうからです。

砂糖や清涼飲料水、菓子パンには多くの糖質が含まれていることは、みなさんすでにご存じかと思います。

血糖値とは、血液中に含まれるブドウ糖の量を示すものです。食事で摂取された糖質が消化・分解されるとブドウ糖となって血管内に送り込まれるため、血糖値が上がります。すると、すい臓から「インスリン」という血糖値を下げる働きをするホルモンが分泌されます。

このとき、多量の糖質を一気に摂ることで、血糖値の上がり方も急激になります。すると分泌されるインスリンの量も増えるため、今度は一気に血糖値が下がりやすくなります。


このように、短時間のうちに血糖値の乱高下が起こることを「血糖値スパイク」といいます。

この**血糖値スパイクが繰り返されることで、血管内の細胞には大量の「活性酸素」が発生することが分かっています。**

活性酸素は細胞を強力に酸化させ、ボロボロに傷つけ、劣化させてしまうことで知られていますね。


血管が傷つく、傷ついた血管が修復される……この繰り返しで血管内の壁は徐々に分厚さを増し、動脈硬化を引き起こすのです。

最強の老化物質「AGEs」が肌を破壊する

また、血糖値が高い状態を「高血糖」といいますが、この状態が長く続くことでも、血管を強烈に老化させてしまいます。

血管の主要な材料は、たんぱく質です。血液中に多量のブドウ糖があふれている高血糖状態が続くと、このブドウ糖と血管壁のたんぱく質が結びつき、体温で温められることで「糖化」という現象を起こします。**血管壁に糖化が起こると、酸化ストレスによって血管の働きが阻害されたり、組織に変性が起こったりすることから、動脈硬化が進行してしまうのです。**

糖化反応で変性したたんぱく質は、「AGEs　エイジーイーズ（終末糖化産物）」と呼ばれます。

AGEsは血管だけでなく、体のあちこちで発生、蓄積され、酸化ストレスによって体内をどんどん老化させるやっかいものです。さらに、AGEsは血管壁の内部にも侵入し、そこに炎症を引き起こすことによって、動脈硬化の進行に拍車をかけることも分かっています。

AGEsが肌に発生すれば、肌のコラーゲンに変性を起こして弾力を失わせ、しわ、たるみがどんどんできる……という、ゾッとするようなことが起こります。血管の動脈硬化との相乗効果で激しく老化を加速させるのが、酸化と糖化。「甘いもの好きほど、見た目が老ける」と心に刻んでおきたいものです。

また、AEGsの蓄積によってがんや認知症のリスクが上がるともいわれています。糖尿病のリスクを上げることについては、言わずもがなです。認知症との関連については後述します。

血糖値スパイクや高血糖を起こさないためには、日常的に糖質が控えめな食事を心がける必要があります。具体的な食事法については次章で紹介していきましょう。何をどう食べると血糖値が上がりにくくなって、何が血糖値スパイクを起こすのか？　それを頭に入れておくことは「老いを止める」ことに役立ちます。

偏った肉食で血管が劣化する

「魚はあまり食べない。もしくはほとんど食べる習慣がない」
「大豆や大豆製品はあまり食べない。もしくはほとんど食べる習慣がない」

序章の「老ける習慣」で挙げたこの二つの項目は、私の病院で動脈硬化を起こしている患者さんたちへ食生活を尋ねてみた時に、必ずと言っていいほど出てくる内容です。最近の日本の食卓には、魚や大豆が登場する機会がすっかり減ってきました。ほぼ毎食肉を食べている、という人は珍しくありません。

ところが、こうした**肉食に偏った食事で動脈硬化を起こしている人がとても多いという現状があります。**肉に偏った食事で血管が劣化してしまう理由は、肉の脂の質にあります。

脂質は、牛や豚、鳥肉などに多く含まれる「飽和脂肪酸」と、魚介類に多く含まれる「不飽和脂肪酸」の二つに分けられます。飽和脂肪酸は常温で固まり、不飽和脂肪酸は常温でも固まらないのが特徴です。

飽和脂肪酸は主にエネルギー源として大切な脂質ですが、過剰になると肥満や悪玉とされるＬＤＬコレステロールの増加を招き、動脈硬化を進める一因となると考えられています。一方、不飽和脂肪酸は飽和脂肪酸と異なり、ＬＤＬコレステロールを減らしたり、中性脂肪値を下げたりする働きがあります。ただし、不飽和脂肪酸にはいくつかのタイプがあり、それぞれ特徴があるので注意が必要です。

不飽和脂肪酸は、一価不飽和脂肪酸と多価不飽和脂肪酸に分かれます。一価不飽和脂肪酸は、オリーブオイルなどに豊富に含まれており、善玉であるＨＤＬコレステロールに影響せずにＬＤＬコレステロールを減らして動脈硬化の予防に役立つと期待されています。

さらに、多価不飽和脂肪酸は、植物油に豊富に含まれるオメガ6系脂肪酸と、魚脂やえごま油、アマニ油などに多く含まれるオメガ3系脂肪酸に分けられます。オメガ6系脂肪酸は健康に欠かせない脂質ですが、過剰に摂りすぎるとデメリットがあります。一価不飽和脂肪酸と同じようにＬＤＬコレステロールを減らしますが、同時にＨＤＬコレステロール値も下げてしまうことで、動脈硬化の予防には役

血管を劣化させる油、血管を若返らせる油

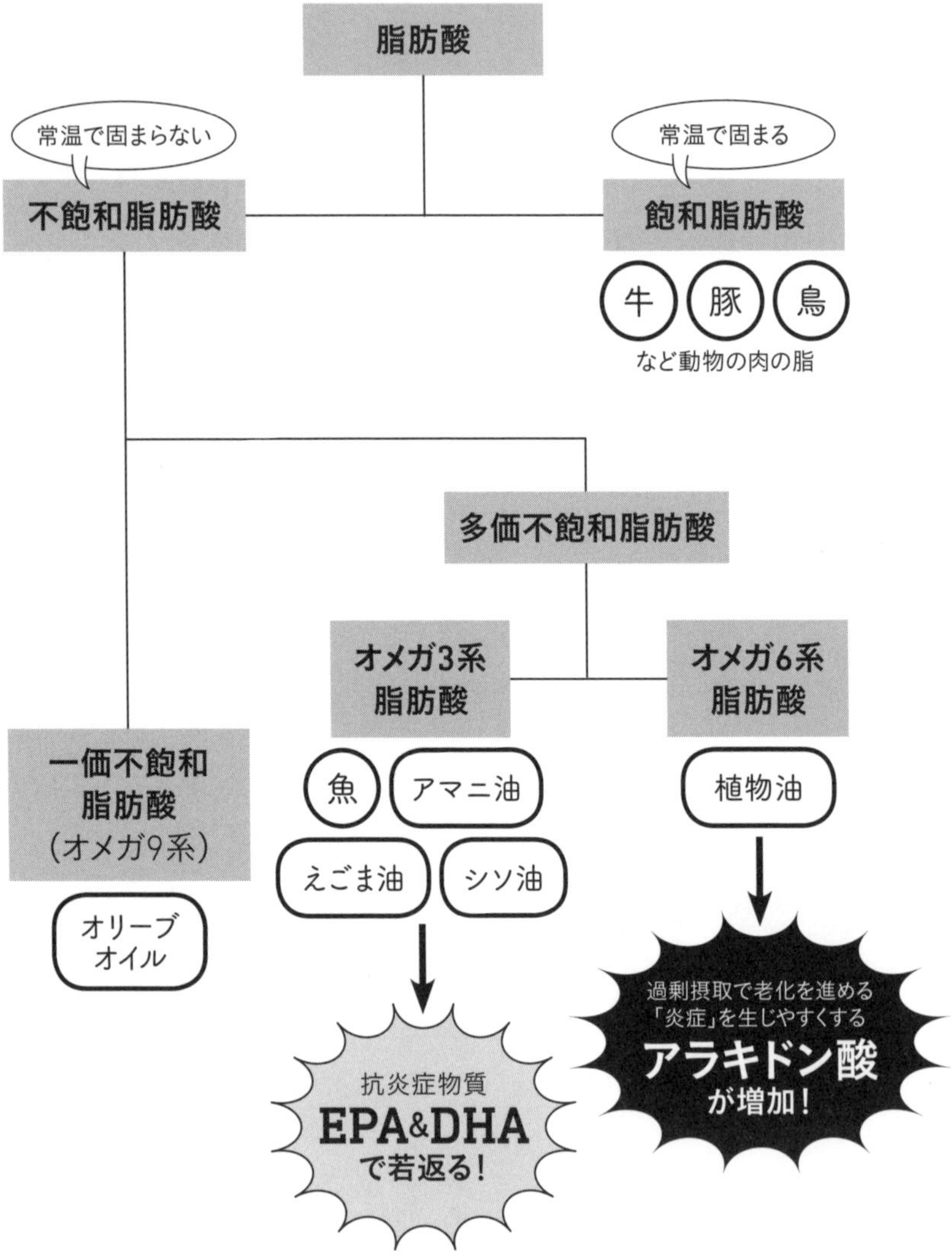

立たないと考えられているのです。

また、オメガ6系脂肪酸のリノール酸は、アラキドン酸へと代謝されることで老化や病気につながる体内の炎症を起こしやすくすることも分かっています。

一方、EPAやDHAなどのオメガ3系脂肪酸は、動脈硬化の原因となる血中の過剰な中性脂肪を減らすとともに、アラキドン酸と拮抗して炎症を抑える働きをします。

アラキドン酸は肉類にも多く含まれているので、EPAやDHAといったオメガ3系脂肪酸を含む魚類以外の肉、すなわち牛や豚、鳥の肉に偏った食生活をしていると、動脈硬化のリスクが高まるとともに体内の炎症が起こりやすくなり、動脈硬化や老化が進みやすくなってしまうのです。

さらに、肉中心の食生活はガンのリスクを高めてしまうという研究結果もあります。2015年に国際がん研究機関は「レッドミート(牛や豚、羊などの赤身肉)を1日80g以上食べると結腸がんのリスクが高まる」と発表しました。腸の消化・吸収能力を超えた赤身肉を摂取することで、腸内環境を悪化させることが原因ではないかという分析がされています。

とはいえ、私は「肉は食べてはいけない」と言いたいわけではありません。長寿のお年寄りのなかには、「肉が大好き」という方もたくさんいらっしゃいます。

要は**「脂質の摂取はバランスが重要である」ということを知っていただきたいのです。たんぱく質を摂るときには肉、魚、大豆などの豆類をまんべんなく食べることで、脂質の偏りを防ぐことにつながります。**

現代の日本人には魚の油に豊富なオメガ3系の油が決定的に不足していますから、1日のうち1食は魚を摂取して、体内の炎症を抑え血管の若さを保つ一助としてください。脂質の偏りによる炎症は血管の劣化だけでなく、がんなどの重大な疾患の他、アレルギーや歯周病、関節炎など慢性的な炎症による疾患の原因にもなります。

いかに食事の偏りが血管を炎症、劣化させるか、それがよく現れた症例を次からご紹介しましょう。

症例1【血管に重度の炎症を起こした27歳女性】

まずは左ページの写真をご覧ください。私の病院へ相談にこられた、27歳の女性患者さんの来院当時の患部の写真です。脚の血管に重度の炎症と、それに伴う浮腫《ふしゅ》を起こしていることが見て取れます。

免疫の暴走から、白血球が自分の体の血管を攻撃する「結節性動脈周囲炎」という疾患で、発症してから7年間、多くの大病院でステロイド治療などを受けたけれども一向に良くならなかったといいます。複数の病院を受診しても改善につながることはなく、困った挙句「血管に詳しい先生がいる」と知って、私のところへ来られました。

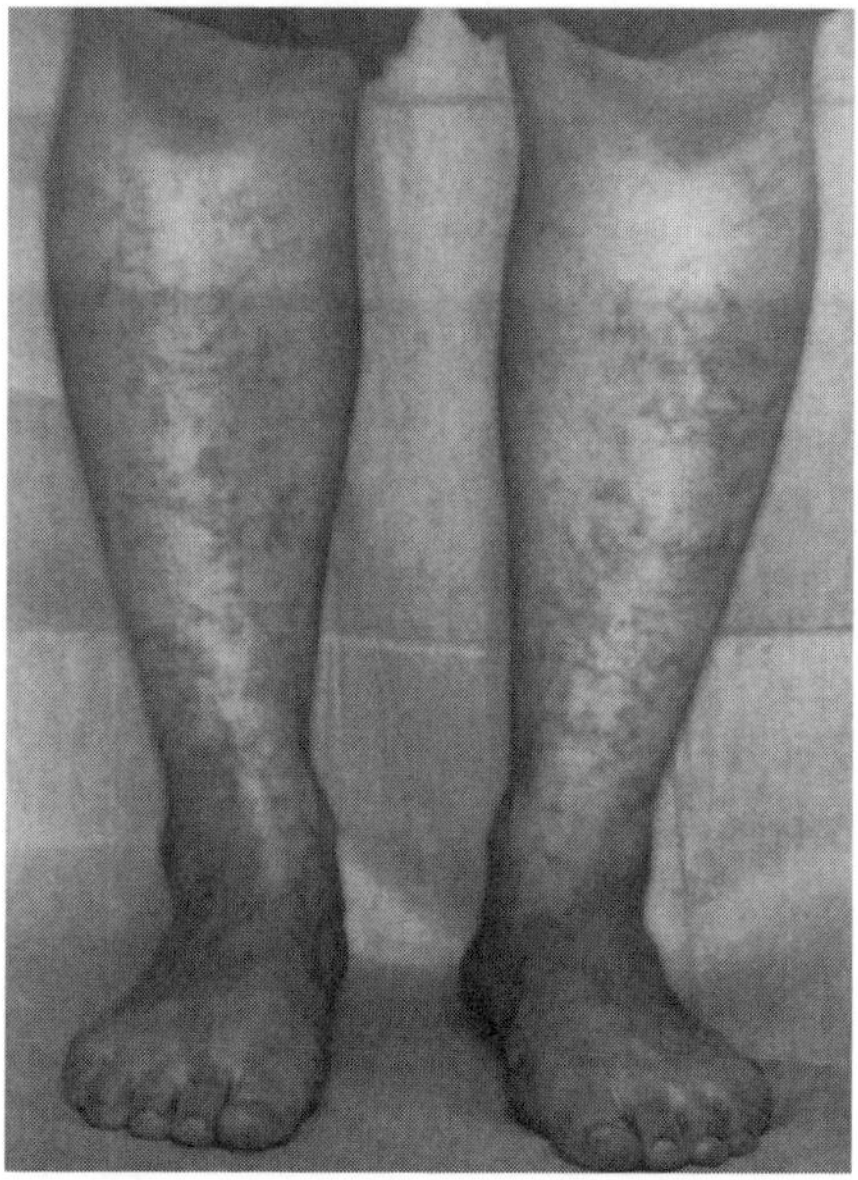

とはいえ、私は皮膚科や免疫暴走に詳しい膠原病《こうげんびょう》の専門医ではないため、前医を超えるレベルの治療はできません。ただ、私はある疑いを持ち、その女性患者さんの日ごろの食生活について、詳しく聞き取りを行いました。
すると果たして——小さなころから魚も野菜も苦手でほとんど口にすることなく、肉とお菓子を主とした食生活をされていたの

です。先にもお伝えした通り、**肉も植物油脂を多量に含むお菓子類も、炎症を引き起こすアラキドン酸のもと。その女性は、炎症を生じやすくする油が中心となった、偏った食生活をしていたのです。**

私は油と炎症の関係について、患者さんに詳しく説明をして、その日から食事を次のように変えるよう指導しました。

①魚あるいはEPAとDHAを含むサプリメントを摂る。サラダや野菜料理、野菜ジュースなどに、えごま油やアマニ油をティースプーンに1～2杯加える。
↓**抗炎症物質を摂取**

②炎症が治まるまで肉の脂身は極力減らし、料理油は炎症を起こしにくいエキストラバージンオリーブオイルを使う。お菓子などの間食をやめる。
↓**炎症物質（アラキドン酸）を抑制**

その女性は、当院から遠く離れた場所にお住まいだったために、定期的な通院が

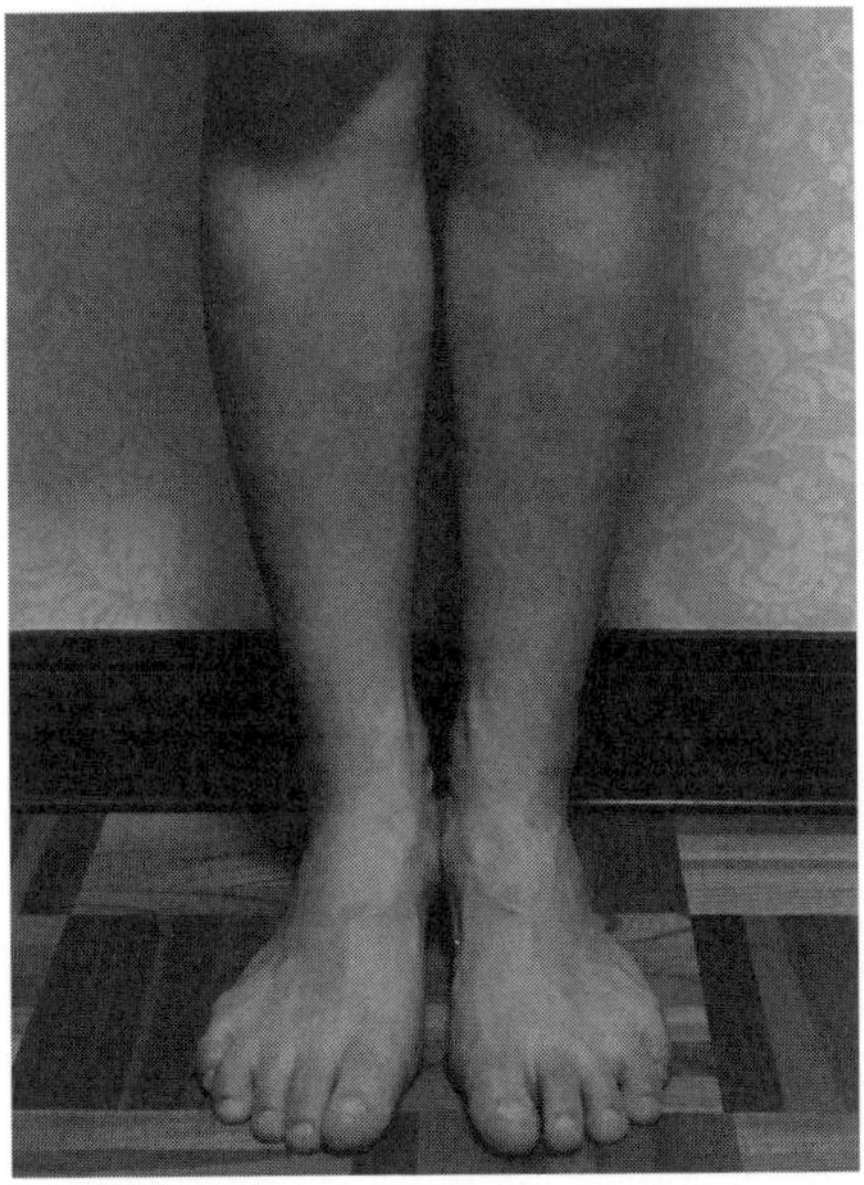

食事改善をスタートして1年2カ月後、血管の炎症も浮腫も見事になくなった。食べる油の質を変えることで「人生が変わった!」と女性患者さん。

難しく、再度来院されたのは初診から1年2カ月後でした。

初診の時は、炎症を起こした脚を隠すために黒っぽい長ズボンを履いてきた女性でしたが、そのときは診察室にミニスカート姿で現れ、見違えるほどきれいになった脚を見て、私は驚きました。

「先生、人生が変わりました!」とその女性はとても喜んでいました。何をしても治らなかったのに、食事を変えるだけで、足の炎症も浮腫もとてもきれいになくなっていました。

食事の改善で、体内の炎症が劇的によくなることが、如実に現れたケースです。

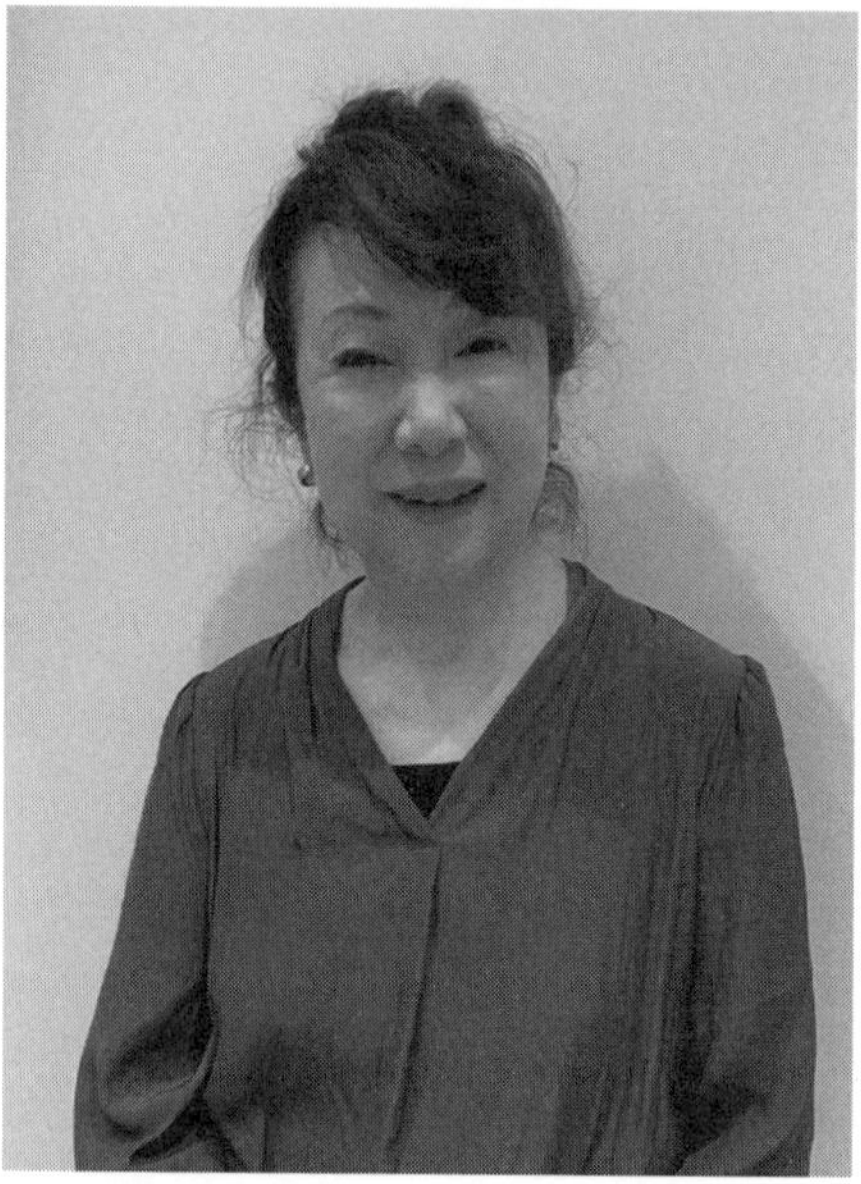

症例2　【EPA摂取で見た目年齢マイナス20歳になった78歳女性】

この方は、当院に通っていただいている78歳の女性です。

初対面の人は、この女性を60代だと見て取るそうで、実年齢を言うとよく驚かれるとのこと。それほど、肌もきれいでつやつやとしています。

この女性の見た目年齢の若さの秘密は、当院で5年間、ずっと血管をケアし続けてきたところにあります。

初診のとき、この女性は脂質異常症で、血管の劣化が進行して動脈硬化を起こしていました。

そのため、摂取する油の質を変えることを中心とした食事の改善を指導すると同時に、5年前から治療薬「ロトリガ粒状カプセル2g」（左下写真）の服用をスタートしました。

ロトリガはイワシの油を原料とするオメガ3脂肪酸の高純度のEPA・DHA製剤です。1包でマイワシ3匹分のオメガ3脂肪酸が摂取できるため、魚が苦手だったり、肉食中心の食生活を送っている方にはとても重宝する薬です。

この女性患者さんは食生活の改善とともに、治療を続けることで血液中の脂質のバランスが改善し、動脈硬化の進行も抑えられています。血管年齢を実年齢よりも若返らせることに成功しました。同時に、写真の通り、見た目の老いを止めて、ぐんと若返ることができました。

血管のケアは、早く始めるほど効果的ではありますが、いくつから始めても若さを取り戻すことに役立つということを、ぜひ覚えておいていただきたいと思います。

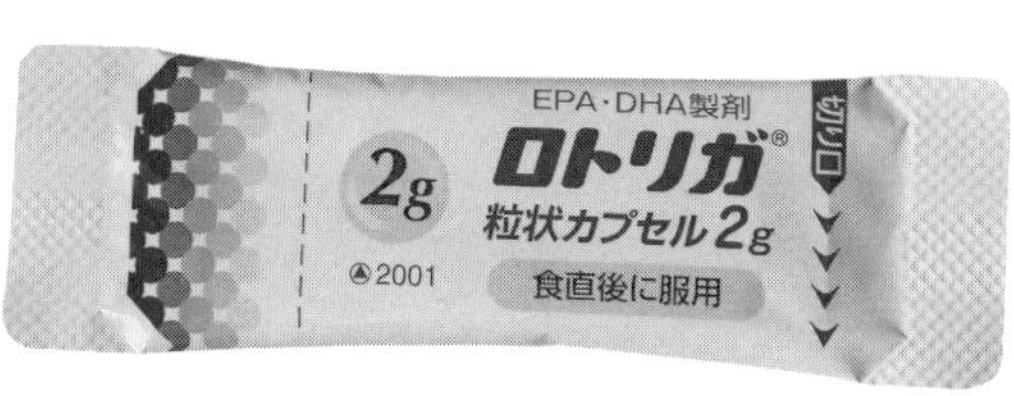

症例3　【白髪だけだったのが黒髪が生えた70代女性】

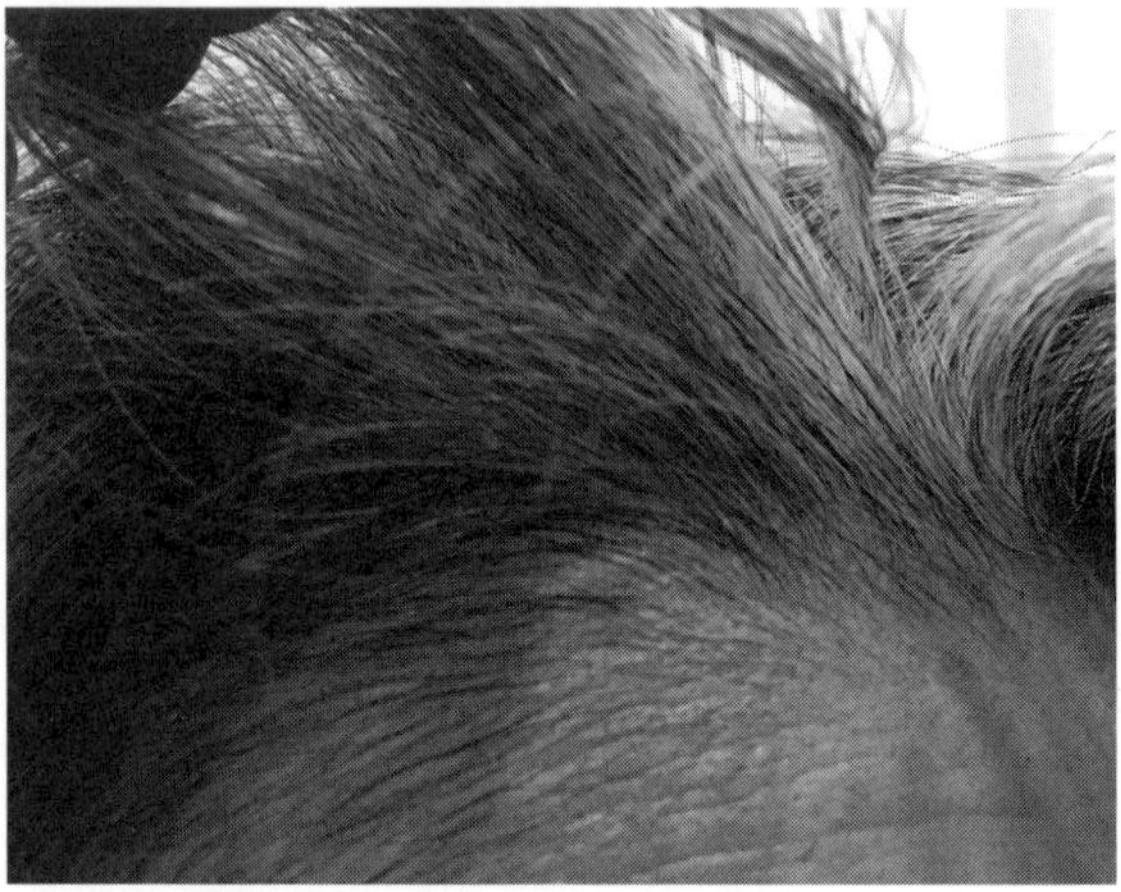
白髪だった70代女性に黒髪がよみがえった例。

脂質の摂取内容を変えることで、髪が若返る——そんなケースも、当院では数々見てきました。

たとえば、上の写真は白髪しか生えていなかったのに、通院しているうちにどんどん黒髪が生えてきた70代の女性の例です。

この女性も食事の改善とロトリガの服用を始めたところ、こうした若返りのしるしが現れました。

この他にも、薄毛だった男性で、髪がま

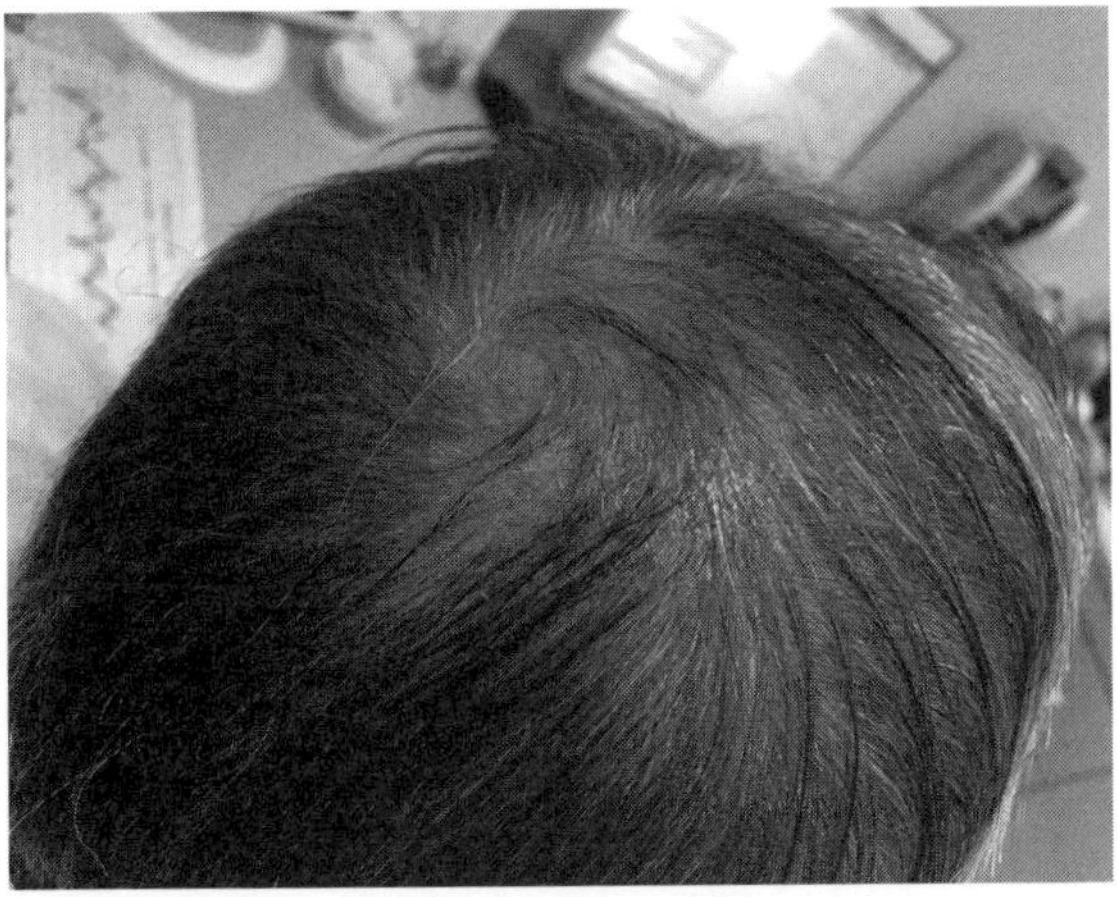

薄毛だった頭頂部から再び髪が生えてきた例

た生えてくるようになった例もいくつか確認されています。上の写真が、その一例。

この男性は初診時は頭頂部に髪がほとんど残っていなかったのですが、ロドリガの服用後、再び髪が生えてきたのです。

どちらの例も、血管がしなやかさを取り戻すことで頭皮の血流が改善し、毛根の細胞がよみがえったこと。そして、頭皮の炎症が抑制されたこと。この二つが要因だったと私は考えています。

ちなみに、EPAとDHAは薬だけでなく、サプリメントや魚を摂ることで摂取できます。

老化の要因② 内臓脂肪と皮下脂肪の増加

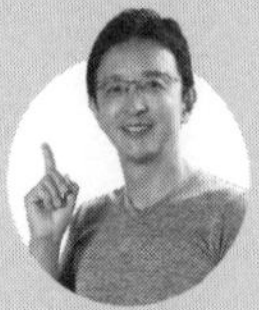

「ぽっこりお腹」で見た目も中身も老化が加速

顔の肌の状態と同じくらい、またはそれ以上に見た目を「老けた」印象にしてしまうのが、体幹部の脂肪——俗に言う「ぽっこりお腹」。

「中年体形」という言葉通り、老化を現す最も分かりやすい指標の一つです。

ぽっちゃりとした体形になると、当然ながら選ぶ服もオーバーサイズのものになるので、さらに見た目に野暮ったくなってしまうことが避けられません。かく言う私も、今よりも15kg以上太っていた30代には、実年齢よりも随分と老けて見られたものでした。

「中年になったら多少太るのはしょうがない」——そう思いがちです。

確かに、若い頃よりも運動量が減り、筋肉量も少なくなることから代謝量が落ち、脂肪を蓄積しやすくなるのは事実です。しかしながらそうした体の変化を無視して、若い頃と同じような食生活をすることで、脂肪の蓄積が加速している人が多いと言えます。

また、このコロナ禍による自粛生活で、運動不足になって体重が増えてしまった人も多いことでしょう。

日本人は肥満が少ないと思われがちですが、実際にはそうとも言い切れません。

厚生労働省が行っている「国民健康・栄養調査（2018年）」によると、肥満者の割合は40代男性で36・4％、50代男性で37・2％。

一方、女性の場合は40代で17・1％、50代で19・2％でした（次ページ図参照）。

ちなみに、20代男性は17・8％、20代女性は10・7％ですから、中高年になると男女ともに、肥満者が20代よりも倍以上に増えています。

特に中高年男性は、中高年女性と比べても肥満者が約1・5倍多く、3人に1人以上が肥満者ということに。

これは、「日本人は肥満者が少ない」とは言い切れない数字です。

グラフ2 中高年は肥満者が20代より2倍に増加する

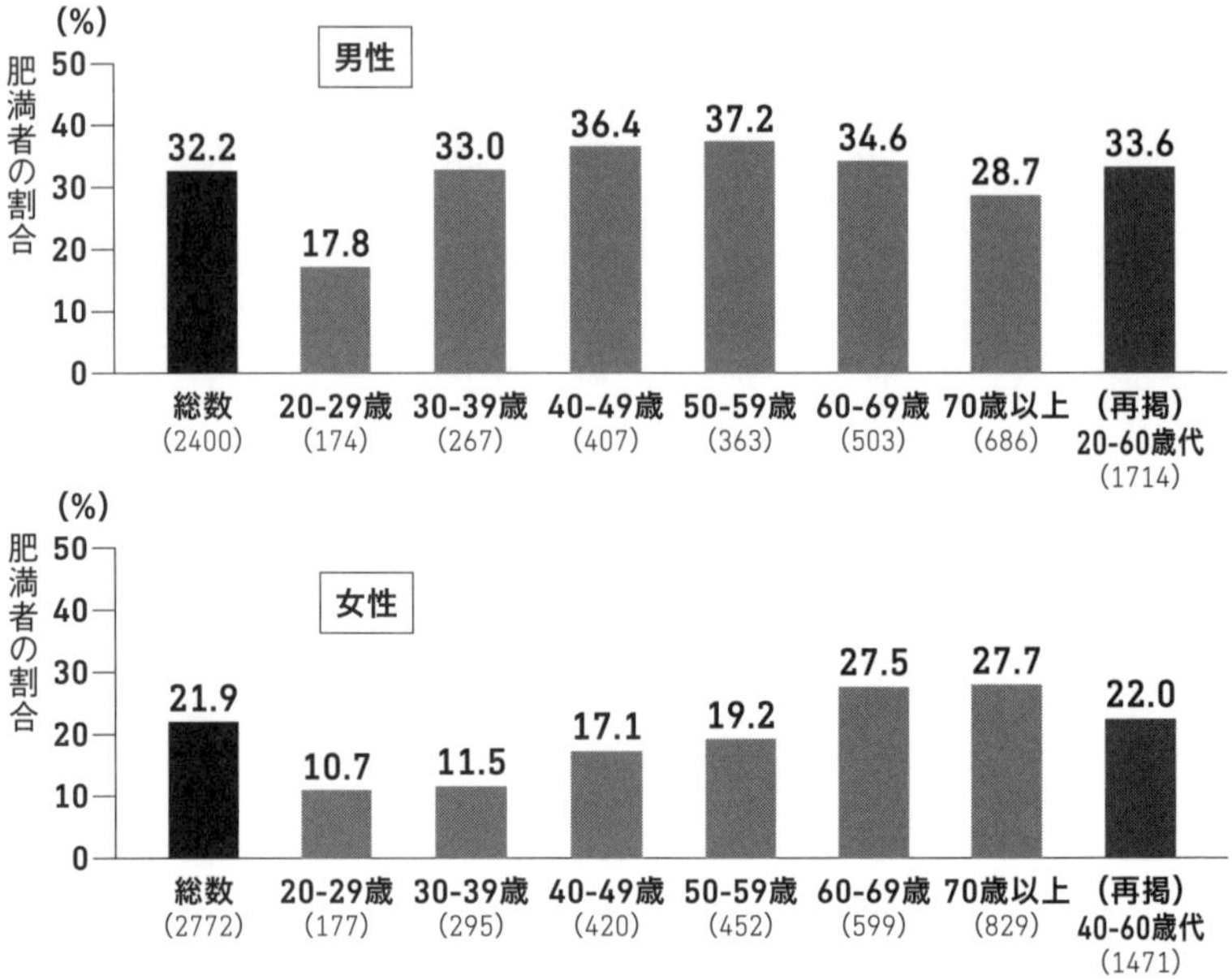

出典:厚生労働省調査「国民健康・栄養調査(2018年)」。肥満者(BMI≧25kg/㎡)の割合(20歳以上、性・年齢階級別)

中年なんだから、太っていてもしょうがない……。

そういう人に、私が心から言いたいのは「中年なのにスリム体形」はものすごく得をする、ということです。

3人に1人が肥満、という中高年男性の中で、引き締まった体を維持していると、若い世代よりもずっと希少価値が上がって、若々しく見られるのです。

今より15kgも太っていた30代のころの私は、何を着ても様にならず、人から褒められることもなく、自分に自信が持てませんでした。

ところが、体脂肪10％まで落とした50代の今は、ありがたいことに「スリムですね」「とても実年齢には見えませんよ」と、褒めていただけることが増え、医師としても生活指導の言葉に説得力が増しました。

最近のビジネスの現場では、肥満であるということで自己管理能力の評価がマイナスになるケースもあると聞きます。

プライベートでも当然ながら、でっぷりとしたお腹をした人物よりは、スリムで引き締まった人物のほうが、初対面の場を高評価でスタートできるということは、言うまでもありません。

引き締まったスリムな体は、出会って0・5秒で相手に若々しさを伝えられる、強力なサインになるのです。

20代と同じ食行動で肥満する

中高年になると「水を飲んでも太る」「そんなに食べていないのに太る」と実感することが増えてくることでしょう。

先にもお伝えした通り、若い頃と同じ食行動をすることで、加齢による運動量の減少や代謝の衰えとのズレが生じて、どんどん脂肪は蓄積します。

具体的には、巻頭で挙げた、次のような食行動がそれに当たります。

「お腹が空いたら食べ物を探してすぐに空腹を満たす」
「食卓に出たものはもったいないので残さず食べる」

どちらも「当たり前じゃないか！」と思うような食行動ですね。

ところが、「お腹が空いた」というのは、「脂肪がこれから燃えますよ」というサインですから、私に言わせれば「体が勝手にやせモードに切り替わるときにすぐに食べるなんてもったいない！」のです。

食事から摂ったエネルギーが足りなくなったときに空腹感は現れますが、ここで食べ物が体に入ってこないと、体はエネルギーを得ようとして、体内の脂肪を燃やしはじめます。

ところが、そこで間髪入れずに食事を摂ると、食べたものでエネルギーがまかなわれてしまうため、せっかくの脂肪燃焼のチャンスが失われてしまうことに。

そのうえ、一度にお腹いっぱい食べてしまうと代謝を上回るエネルギーを体内に取り込んでしまうため、その余ったエネルギーは脂肪となって蓄積されることになるのです。

空腹を感じたら「脂肪燃焼のチャンス！」と思って、水やお茶などを飲んで軽く体を動かしてみることをおすすめします。運動には、食欲を抑える効果が期待できるからです。

どうしても何かつなぎで食べたいときには、血糖値を上げにくい低糖質なものを選びましょう。大豆を入れたヨーグルトやトマトジュースなどがおすすめです。

ちなみに、ここで甘いものを食べるのはＮＧです。空腹で糖質の多いものを食べると血糖値を急上昇させますし、少量では収まらなくなります。砂糖は中毒性があるため、意志を当てにすることは難しく、たいてい食べすぎてしまいます。

また、**食事のときに「出たものは全部食べる」というマインドはもう捨ててください。肥満のある中高年は、毎食食べすぎていることがほとんどです。**

「ごはんは残さず食べましょう」と子どものころから教えられてきたので、残すことに罪悪感を持ってしまう、というお気持ちはよく分かります。最初からお皿に少な目に盛る、外食のときはごはんを半分に減らしてもらうなど、残飯を出さない工夫をすることをおすすめします。

今後は、「食べたほうが健康を損ねてもったいない」と切り替えましょう。

20代の頃は、お腹が空くたびに何か口にしたり、食べすぎの食行動を繰り返しても、体に脂肪がつくことはなかったことでしょう。ところが中高年になって代謝が落ちると、こうした食行動を日々繰り返すことで、少しずつ少しずつ脂肪が蓄積し、気がつけばでっぷりとしたお腹ができあがる……というわけです。

「たいして食べてないのに太る」という謎の答えは、ここからきています。

脂肪が血管を劣化させる

さらに中年期の肥満は、見た目に老けるだけでなく、血管の劣化を加速させることにもつながります。ときには深刻な病気につながることさえあるのです。

ここからはそれについてお伝えしていきます。

まず、脂肪には次の3種類があり、まとめて「体脂肪」と呼ばれます。

①皮膚の下につく「皮下脂肪」

②腸間膜（小腸を包み、支えている膜）周辺につく「内臓脂肪」

③肝臓や心臓、筋肉などに蓄積される「異所性脂肪」

皮下脂肪が多いと皮下脂肪型肥満、内臓脂肪が多いメタボ体形の人は内臓脂肪型肥満と呼ばれます。女性は皮下脂肪型が多く、男性は内臓脂肪型が多い傾向があります。

ただし、女性も加齢に伴うホルモン変化の影響から、内臓脂肪型肥満が多くなってきます。

中高年になって増える「お腹ぽっこり」は、この内臓脂肪型肥満の現れです。おへその周りを水平に測ったとき、

男性の場合：85㎝以上、女性の場合：90㎝以上

この基準に当てはまる場合は、内臓脂肪型肥満ということになります。

中年になって体重が増えたというケースは、ほとんどの場合、内臓脂肪が増えたと考えていいでしょう。そしてこの内臓脂肪が、見た目を残念にするだけでなく、血管を急激に老化させてしまうということをぜひ知っていただきたいと思います。

前項で、高血糖が血管にダメージを与えることをお伝えしましたが、実は、内臓脂肪は高血糖リスクを高める原因にもなるのです。

その理由の一つは、脂肪細胞から分泌される、血糖を細胞に取り込む働きを促す

物質「アディポネクチン」の分泌が低下すること。アディポネクチンは内臓脂肪が増えれば増えるほど、その分泌が衰えてしまうことが分かっています。

もう一つは、同じく脂肪細胞から分泌される物質「ＴＮＦ－α」「レジスチン」といった物質が増加してしまうこと。これらの物質は、インスリンの働きを阻害してしまうため、血糖値が上がりやすくなります。

つまり、**内臓脂肪の増加は、脂肪細胞から分泌される生理活性物質の分泌調整に異常をきたし、高血糖状態をつくりやすくしてしまうことにつながるのです。この高血糖状態が慢性化すれば、当然ながら、２型糖尿病へ移行する可能性が非常に高くなりますが、糖尿病になる前段階であっても、すでに糖尿病と同様の病気のリスクが高じてしまうのです。**

高血糖を繰り返すと、その影響で血管がどんどん酸化して、動脈硬化のリスクが高まります。

高血糖に伴うインスリンの過剰分泌は高血圧の原因にもなり、動脈硬化の進行に拍車がかかります。動脈硬化が起これば、さらに血圧を高めることにもなるでしょう。動脈硬化が脳で起これば、「脳血管性認知症」の発症にもつながります。

また、最近では、内臓脂肪ががんの発症リスクを高める、という指摘も出てきました。

国際がん研究機関は、4万人以上を対象とした調査から「内臓脂肪はがんの発症リスクになっているうえ、腹囲が増えるごとにそのリスクは高まる」と発表しました。また、アメリカ国立衛生研究所は「肥満は、喫煙を超えるがんの最大因子」と発表しています。

がんの発症リスクが上がる理由としては、内臓脂肪から放出される様々な炎症物質が、がんの発生や進行に影響していることが原因と考えられています。

また、内臓脂肪として入りきらなくなった脂肪は、今度は心臓や肝臓などの臓器や骨格筋に蓄積され、それが「異所性脂肪」となります。

異所性脂肪が心臓に蓄積すれば心臓の血管に悪影響を起こして心筋梗塞に、肝臓に蓄積されれば脂肪肝の原因になることも。脂肪が肝臓や骨格筋に蓄積するとインスリンの働きを悪くして2型糖尿病のリスクを高めるといわれています。

国立国際医療研究センターが２０２０年８月に発表した報告によると「日本人が新型コロナを発症すると、心血管系疾患や糖尿病のある症例では重症化しやすいことが明らかになった」とのこと。新型コロナ対策としても、内臓脂肪を増やさないように心がけることをおすすめします。

「でっぷりしたお腹」は見た目に老けて見えるだけでなく、血管の老化から動脈硬化へ進行させ、さらには糖尿病や高血圧、がんの発症や感染症重症化リスクを高めるなど深刻な悪影響があることがお分かりいただけたでしょうか。

内臓脂肪で「加齢臭」がキツくなる

さらに残念なお知らせになりますが、内臓脂肪は加齢臭を強める原因にもなります。

若さを感じさせる要素の一つとして「体臭がない」ということも大きなポイントです。「清潔感がある」ということは好感度を上げる最も重要な要素ですが、このなかには「いつもすっきり無臭である」ということが大前提。

ところが残念なことに、年齢を重ねるほどだんだん体臭が強くなってきて、いわゆる「おじさん臭い」なんて言われてしまうことが増えてきます。

実は、**体についた脂肪が、この加齢臭発生の原因の一つとなっています。**

加齢臭のニオイのもとは、血中の脂肪が分解されてできる「ノネナール」という成分です。頭やわきの下、耳や首の周りなどから汗と混ざり合って皮脂として分泌されています。

ノネナールは中高年になると分泌が増加しますが、このとき、体脂肪が多いほど、ノネナールの生成も増えてしまいます。

また、男性は女性よりも皮脂分泌が多いので、より加齢臭が強くなる傾向にあります。


どんなに性格がいい人でも、見た目に若くても、加齢臭はその印象を破壊するほどの強烈なインパクトがあります。

自分の体臭は鼻が慣れてしまって気がつかないことも多く、知らず知らずのうちに、周囲の親しい人へ残念な印象を与えてしまっているかもしれません。

内臓脂肪を減らすことで、加齢臭の悩みも解消されるケースはよくあることです。

また、内臓脂肪だけでなく、入浴をしていない、着替えていない、下着を変えていないことから体臭が強くなっている人も珍しくありません。

多いのは、肌が乾燥しているからと、お風呂にまめに入らなくなるケースです。肌が乾燥していても加齢臭はありますから、せっけんを使わないでシャワーで体を流す、入浴後は保湿剤を塗るなどでケアするといいでしょう。

清潔感は、重要な若さの要素ですから、ニオイのケアもお忘れなく。

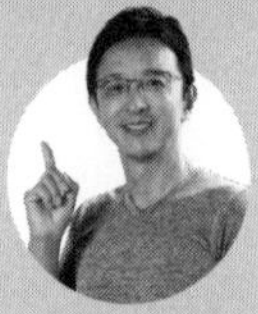

老化の要因③　筋力低下による姿勢の老化

瞬間で「見た目年齢」を決めるのが、姿勢

見た目の老けを加速させる要因、三つめは「姿勢」です。百聞は一見にしかず。まずはこちらをご覧ください。

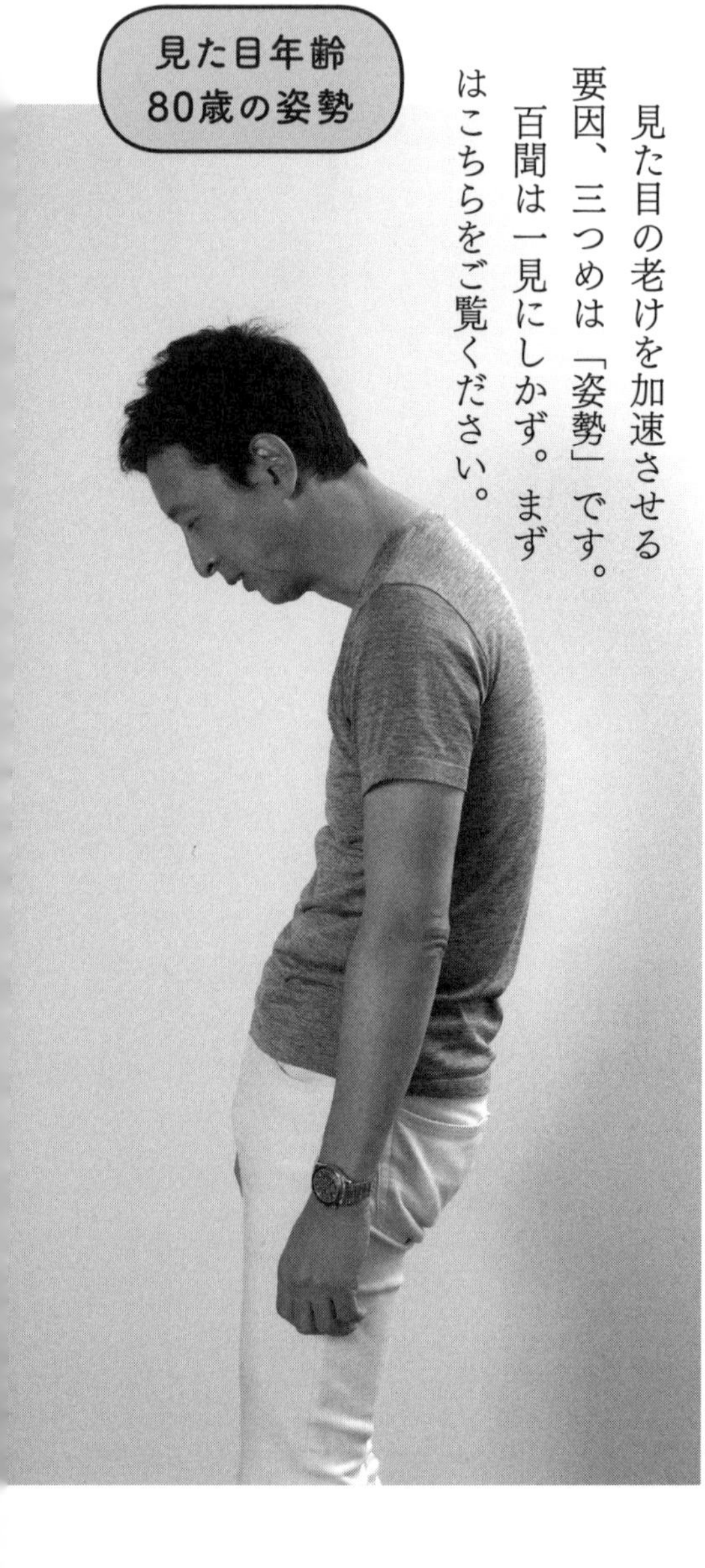

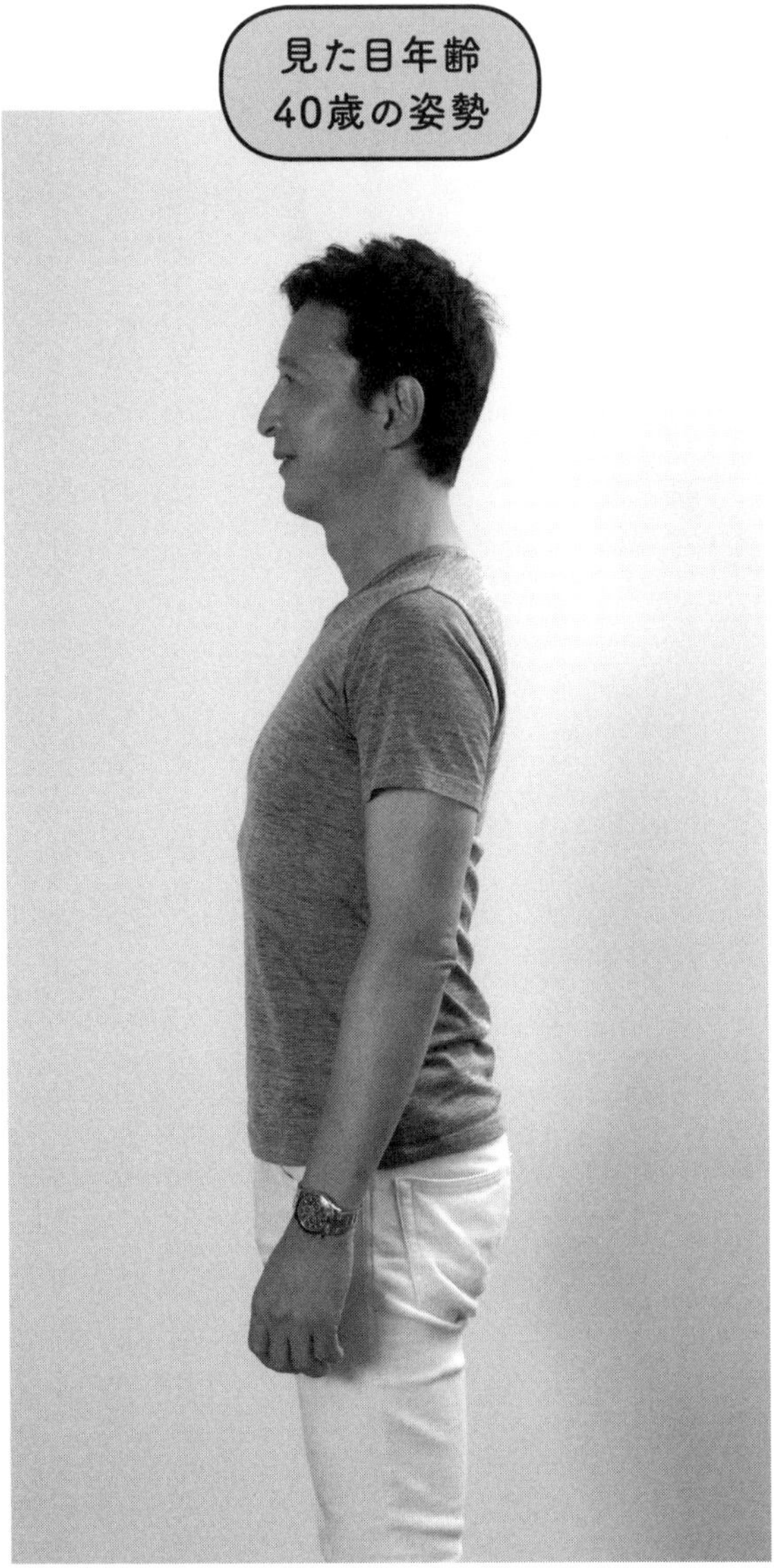

いかがでしょうか？

ぱっと見のシルエットの年齢差はざっと40歳です。80歳のほうはオーバー気味に猫背にしてはいますが、この写真と同じように駅のホームなどで背中を丸め、首が垂れ下がっていて膝が曲がり、腰が落ちている――という人はよく見ます。

そういう人はおそらく、実年齢よりも20歳は老けた印象になっていると思います。


ふとしたときの姿勢で、見た目の印象が20～40歳も変わってしまう。それほど、姿勢が見る人に与える印象は大きいといえます。姿勢は「勢いが姿《すがた》している」と書きますが、まさしく、その人の今のメンタルの強さ、健康度を表す指標なのです。

逆に言えば、すっと背を伸ばしているだけで、見た目の印象は20歳若返るということです。やらなきゃ損としかいいようがありません。


姿勢を悪くする主な要因は、筋肉の衰えと考えられています。

左ページのグラフ3の通り、30代以降、男女ともに加齢するほど筋肉量は減少し、20代と比べると、60代は30％ほどまで減ってしまいます。すると、体を動かすことさえも徐々にしんどくなり、姿勢を維持することが難しくなってきます。

「疲れやすくなった」「最近、よくつまづく…」「膝や腰が痛い」といったことも、筋肉量が減ることで体力や運動機能が低下し、引き起こされるトラブルです。

グラフ3　30代から筋肉量の減少は加速する

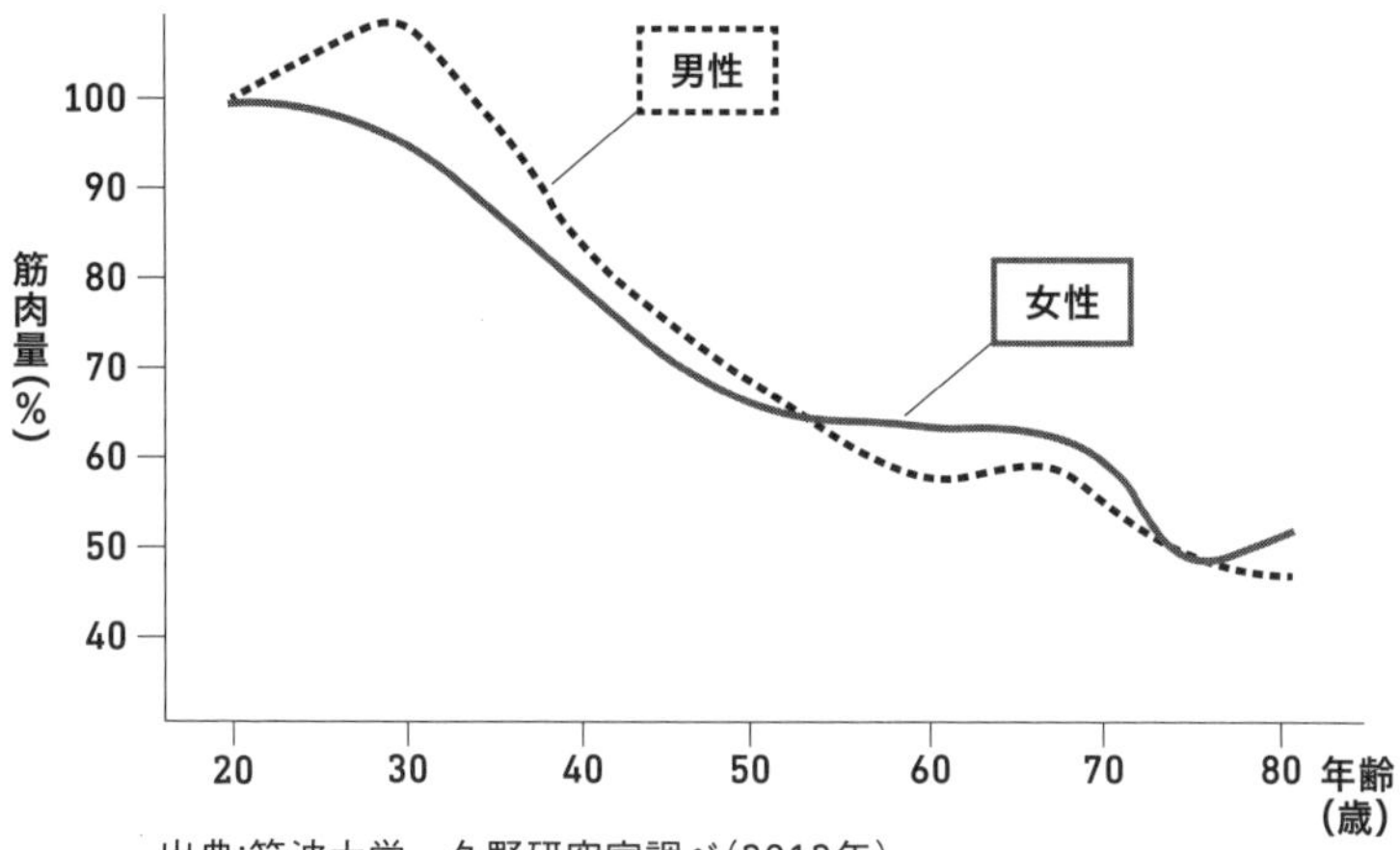

出典:筑波大学　久野研究室調べ(2012年)

筋肉量の右肩下がりを起こすと、姿勢が悪くなるだけでなく、日常的に体を動かすことがおっくうになって、フットワークが悪くなります。

「通勤電車やバスでは隙あらば座るし、なるべくなら歩きたくもない」

巻頭で挙げた「老いが加速する人」の条件のとおり、立つのも歩くのも嫌になってしまうのです。

もっといえば、

- **電車に乗りこむと我先に席を確保する**
- **かたくなに階段を上ることを避けてエスカレーター、エレベーターを探す**
- **1km以内の移動でも車やタクシーを使う**

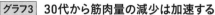

など、こういう習慣がある人は、筋肉が衰えている可能性が高いので、要注意です。数年後には筋肉がさらに衰えて姿勢は悪くなり、さらに代謝が落ちて肥満になり、見た目も体も老いる……という悪循環に陥ります。

姿勢が悪くなると、内臓が外へと飛び出るのでお腹がポッコリ出て見た目にもマイナスです。

首や肩が凝って頭痛が生じたり、胃が圧迫されて胃酸が食道へ逆流して胸やけの原因にもなったりします。

しっかりとした姿勢を維持するためには、何歳になっても一定量の筋肉量を保つ必要があります。

そのために「ジムでがっつり筋トレをしなさい！」とはいいません。

そこまでしなくても、日常生活でいつでも姿勢を保つように気をつけるだけで、背中、お腹、腰回りや下肢など多種多様な筋肉が使われるため、自然と筋トレになるからです。

すっと伸びた背筋に引き締まったお腹を保持した姿勢には、瞬間的にマイナス20歳の印象を周りに与える効果があります。

内臓も本来の位置に収まるので、健全に働くようになるし、お腹も引っ込みます。筋力も高まるので、体力も向上して疲れやすさもなくなります。

すると、自然とこまめに体を動かすようになるので、太りにくくなる――といった好循環が生まれます。

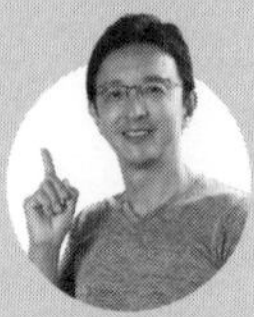

老化の要因④　脳と神経の劣化

高血糖で脳の老化も加速する

「今、最もなりたくない病気は認知症」と答える人は非常に多く、脳を老化させないことは、見た目以上に重要であるともいえます。

認知症だけでなく、脳のコンディションを保つために重要なことは、血糖値を常に一定に保つことです。**血糖値が乱高下することは、脳の働きを悪くして、脳に取り返しのつかない多大なダメージを与えてしまうことにもつながります。**

意外と知らない方が多いのですが、高血糖と認知症の間には深い関係性があります。実際、**糖尿病予備軍や糖尿病の人たちは、そうじゃない人と比べると、アルツハイマー型認知症に2～5倍なりやすい、というデータがあるのです。**

その理由の一つとして挙げられているのが、動脈硬化です。高血糖が動脈硬化の引き金になることは、すでにお伝えした通りです。

脳で動脈硬化が起こることで脳神経細胞の血流が滞って脳の働きを悪くすることが分かっています。また、**脳内の動脈硬化で血管が詰まったり破れたりすると、脳卒中や脳梗塞を起こすことも。そのまま認知症や寝たきりになってしまうケースも少なくありません。**

もう一つは、高血糖によるインスリンの過剰分泌です。アルツハイマー型認知症の原因は、「脳のゴミ」と呼ばれる「アミロイドベータ」というたんぱく質の一種が蓄積することで発症します。

そして、このアミロイドベータを分解してくれる酵素は、実はインスリンも分解しています。そのため、常に高血糖状態でインスリンが多量に分泌されていると、分解酵素がどんどん使われてしまい、アミロイドベータを分解する分がなくなってしまうのです。

結果、**脳内はアミロイドベータがどんどん蓄積されてゴミだらけになり、脳の働きを悪くしてしまうのです。**

また、高血糖による酸化ストレスで脳細胞がダメージを受けるという指摘もあります。いずれにしても、高血糖が脳に多方面からダメージを与えることは間違いないと言えます。

「脳に甘いものがいい」は間違い!?

よく甘いものを食べるときの言い訳に「甘いものを食べないと脳が働かないから」といいますが、過剰な糖質の摂取は、先の通り脳にダメージを与える可能性があります。もっといえば、糖質を摂取しなくても、体は脂肪を分解して「ケトン体」という脳を働かせるためのエネルギーを発生させるので、無理にたくさんの糖質を摂る必要はないともいえます。

ケトン体は「脳の第二のエネルギー」と言われており、意識して糖質を制限している人たちの中ではエネルギー源としてケトン体を利用するようになったことにより、糖をエネルギー源としていた頃に比べて「頭がスッキリして、イメージ力や記憶力がアップした」と話す人も多くいます。

さらに、ケトン体は単にエネルギー源としての役割だけでなく、臓器の障害を防ぐという貴重な働きを担っている可能性があることが分かってきました。滋賀医科大学の研究グループが、糖尿病によって引き起こされる腎臓の障害（糖尿病性腎症）の進行がケトン体によって抑制されている可能性がある、とする研究結果を2020年7月に世界で初めて報告したのです。

糖質を控えてケトン体を第二のエネルギーとして意図的に活用することは、脳にも臓器にもよい可能性があるというわけです。

逆に、糖質をたくさん摂って血糖値スパイクを起こすと、脳の働きを十分に発揮できなくなる可能性があります。

事実、昼に丼ものやパスタなど、糖質たっぷりの食事を摂ると、午後に眠くて頭が働かない……という経験をした人は多いことでしょう。

大量の糖質摂取は大量のインスリン分泌を引き起こし、血糖値の乱高下を引き起こします。それが脳のパフォーマンスを低下させてしまう一因となるのです。

脳の良好なコンディションを保つためにも、血糖値に大きな変動をつくらないことが大切なのです。

睡眠不足が血管にダメージを与える

「睡眠時間は5時間未満。寝足りないと感じている」

巻頭の老ける行動に挙げた、この慢性的な睡眠不足になる習慣もまた、脳の老化を加速させます。

睡眠不足の翌朝は、1日頭がぼんやりとして働かない……という経験をしたことがある人は多いことでしょう。

実際に、日本人の睡眠不足は非常に深刻で、厚生労働省が2018年に調査した「国民健康・栄養調査」によると、「ここ1カ月、睡眠で休養が十分にとれていない者の割合は21・7%で、1日の平均睡眠時間が6時間未満の割合が男性30～50歳代、女性40～60歳代では4割を超えている」ことが分かりました。

つまり、**10人中2人以上は十分な睡眠時間がとれておらず、慢性的な不眠状態にあり、十分に働かない〝居眠り脳〟のまま、日中をなんとかしのいでいるといっても**

よいでしょう。

睡眠不足は脳のコンディションに多大な悪影響を与えていますが、その理由の一つが、睡眠障害による血管のダメージです。

十分な睡眠がとれていないと、自律神経の緊張が高まり、交感神経が優位になります。交感神経は体を緊張状態にする働きがあり、血管を収縮させて血圧を上昇させてしまいます。その状態が過度に続くと、血液が固まりやすくなって梗塞を起こしたり、動脈硬化の進行を招いたりしてしまうのです。

さらに、血圧の上昇で心拍数も高まり、心臓にも強い負荷がかかります。

実際、**睡眠が5時間以下になると、睡眠時間7時間以上の人よりも高血圧のリスクが高まる、という研究結果もあります**。テレビで過労死のニュースをときおり見かけますが、ハードな仕事を長年続けてきて、睡眠不足で血管や心臓に負担がかかることが日常になっていたのでは、と私は推測しています。

睡眠不足が脳のコンディションを下げるもう一つの理由は、睡眠中に脳内で行われている大掃除ができなくなるからです。

脳内に発生する有害物質「アミロイドベータ」の蓄積が認知症の原因になるのは、先にお伝えした通りです。そして、このアミロイドベータは睡眠中に脳脊髄液で洗い流されています。

そのため、**睡眠時間が少ないとアミロイドベータが十分に掃除されず、脳内に蓄積してしまうのです。**

結果、脳はゴミだらけになって働きを悪くして、それが高じるとアルツハイマー型認知症も引き起こしてしまうというわけです。

睡眠不足が食欲を狂わせる

睡眠不足の害は、脳のパフォーマンスを下げるだけでなく、ホルモンバランスを狂わせて異常な食欲の引き金にもなります。

食欲をコントロールするホルモンには、食欲を抑える「レプチン」と食欲を増進させる「グレリン」の二つがあります。この二つが脳の満腹中枢に作用して、食事の量をコントロールしています。

ところが、**寝不足が続くと食欲増進のグレリンが過剰分泌を起こし、満腹中枢の感受性が変わってしまって食欲が異常に旺盛になってしまうことが分かっています**。

睡眠不足によるイライラも加わって、ストレス食いをしてしまいやすくなるのです。

そのうえ、睡眠不足で体がだるくなるため、運動に対するモチベーションも下がります。結果、活動量も減ってしまうので、さらに太りやすくなってしまいます。

眠気を取りたくてカフェインの過剰摂取をしているケースも少なくありません。昼間に運動をせず、食べ物もカフェインも過剰に摂りすぎているので、結果、夜の睡眠の質がさらに悪くなる……という負のループに陥ってしまうのです。

脳の老化、肥満、不眠など数々のデメリットがある睡眠不足は、中高年以降は若さを奪う最たるものです。

1日のスケジュールには睡眠時間を少なくとも7時間はまず最初に確保して、余った時間にその他の予定を決めるように心がけてください。

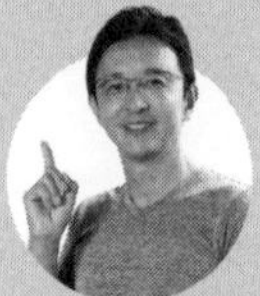

老化の要因⑤　精神的な老化

若さを保つモチベーションアップ法

本章では、これまでに老化の要因についてずっとお伝えしてきましたが、実は「気持ちが若い」ということが、老化を止める上では最も重要な要素だと言えます。この気持ちのあるなしで、老化のスピード感は格段に違いが出るからです。

前向きな若々しい気持ちが背筋を伸ばしますし、日々の活動量、何を食べるかといった選択から、何もかも変わってきます。

試しにある1日を「若返るためにはどちらがよいか?」という基準ですべての行動を決めてみてください。エレベーターよりは階段を上るようになるし、ラーメンよりは魚定食に、朝はテレビを見てゴロゴロするよりもウォーキングをする、といった具合に、生活のすべての選択が変わるでしょう。

この小さな積み重ねが、1年後、5年後、10年後の見た目年齢、血管年齢を大きく変えることは間違いありません。

とはいえ、メンタルをいきなり切り替えることはなかなか難問なのは、皆さんもご存じの通りでしょう。長年染みついた考え方や生活習慣は、自分で変えるどころか、自分で気づくことさえ難しいのが常です。

私が若返ってほしい患者さんたちにモチベーションをキープしていただくために何をするかというと、とにかく褒めまくります。

アドバイス通りに食事を変えてくれたり、運動をしてくれたりした患者さんが、少しでも変化したときには、

「見れば分かります。肌が全然違いますよね」
「やせて印象がだいぶ変わりましたね」
「ちょっとやっただけでずいぶん若返りましたね」

と、どんどん褒めちぎります。

これは嘘ではなく、心から発している言葉ですから、相手には伝わります。すると、男性患者さんも女性患者さんも、パッと表情が明るくなって、コツコツ若返り習慣を続けてくれるようになります。

中高年になると、なかなか褒められる機会がなくなってきますから、診察室でそうした褒め言葉をおかけすると、男性も女性もとても顔がほころびます。

「もう若くないし……いまさらきれいと言われてもしょうがない。誰も喜ばないし」という中高年の方は多いのですが、そんなことはありません。

年齢も性別も関係なく、身近な人がやせたり若返ったりきれいになったら、周りの人間はうれしいものです。

妙齢の女性はほぼもれなく「夫からは褒められたことなんて、ないですよ」と口にします。日本人男性は照れ屋が多いので無理もありませんが、**実は男性は女性がきれいになると、内心ものすごくうれしいものなのです。**

もし、自分の妻が若返ってきれいになったとしたら、まちがいなく内心小躍りするはずです。

ライザップのCMを見たことがある人は多いと思いますが、残念な体だった人が引き締まった美しいボディに変身する、というあのインパクトで注目を集めましたね。美しく変身する、という劇的な変化は人の心をわくわくさせますし、人間は美しいものを見たり触れたりするのが好きな生き物です。見知らぬ他人でも、美しく変化したさまを見るとうれしくなるのですから、身近な人間、特にそれが自分のパートナーだとしたらうれしさもひとしおでしょう。

繰り返しますが、私は大げさなお世辞を患者さんたちへ言っているわけではありません。

生活改善をした方は、本当にやせたり、きれいになっていくし、血管や血液の検査結果もあきらかに改善するのです。健康を取り戻してみるみる若返ってくると、姿勢や動きがよくなったり、顔色や表情も様変わりします。そこを注意深く発見して、見逃さずにベストなタイミングで褒めるのです。

するとますますがんばってくれて、どんどんきれいに若返ってくれます。

医師として、患者さんたちのそんな様子を見られるのは本当にうれしいものです。だから自然とどんどん褒めたくなります。

「気持ちが若いと体も若い」が私の持論です。身近に自分のことを褒めてくれる人を見つけると、モチベーションが上がるのでおすすめです。

中高年～高齢期のうつ状態で老化する

一方、加齢に伴って、次のようなネガティブなメンタルの変化が現れることがあります。

- 落ち込みやすくて、うつっぽい
- ちょっとしたことでイライラしたり、怒りが爆発してしまう
- 新しい場所や知らない人に会うことは避けたい
- 新しいモノ、新しい技術は面倒だから関わらない
- 気力がなくて何をやるのも面倒くさい

実は、40～50代から始まる更年期や、それを乗り越えた初老期にうつ症状を発症するケースは多く、精神面だけでなく、肩こりや頭痛、動悸やのどのつまり、肌のかゆみなどの身体症状を伴うこともよくあります。

特に、私のクリニックでよく見られるのが、いつも明るく、仕事も介護もがんばって乗り越えてきた65～75歳くらいの女性が、突然うつ状態になるケース。

巻頭で挙げた老けるメンタルの一つ、

「ストレスを感じてもじっと我慢してやり過ごす」

というこのタイプは、一見、献身的でがんばり屋さんでよい性格のように思えますが、ストレスがたまり続けて、うつ状態になるリスクが高いといえます。

更年期も大きな問題なく乗り切り、「がんばることが当たり前」と思ってあらゆる役目を引き受けて、周りの人間からもそれを当たり前のこととして期待されてきた人たちです。そうした人たちが、急に糸がプツリと切れたように無気力になってしまうことが少なくありません。

そうした患者さんたちの多くは診察室で「私と同じ年代で明るく元気な人がうらやましい。そうじゃない自分がふがいないんです」と自分を責める言葉を口にします。

私が「みんな同じです。待合室であなたの周りにいる一見明るく見える奥さんも、同じような悩みを診察室で言うことが少なくないんですよ」と伝えると、泣き出すんです。

自分の力が足りないと思い詰めるような真面目で責任感が強い人ほど、若いころから中高年期にかけてがんばりすぎてしまい、初老期になってから、急に燃え尽きてしまうのです。

当院では、こういう患者さんたちには、精神科へ行く前に、心の持ち方を変えられるよう、次のように促すことにしています。

まずは燃え尽きる原因にアプローチをする必要があります。燃え尽きてしまったうつのケースは、引き受けていた仕事が多すぎたことが原因ですから、そこをよく理解してもらいます。

「あなたができることには限りがある。あなた以外にもやれる人は大勢いるから、今まで10引き受けていたらそれを6ぐらいまで減らしましょう」と指導します。

役員や同窓会、会社の業務、家事など、これらを6、難しい場合は7まで減らすのです。

さらに、その一つ一つの仕事に対しても、10のうち6まで減らします。掃除なら10カ所掃除していたのを6カ所に減らす、料理ならおかずのうち一つ、二つは出来合いのおいしそうな総菜を買ってくる、といった具合です。

それを実践してもらうと「仕事を減らしてもたいしたことは起こらない」ことに患者さんは自分で気づくことができます。すると、減らすことに対して不安がなくなりますし、それが成功体験になるのです。

どうしても不安感が強い人や不眠に悩むケースには抗不安薬を、そして気持ちの落ち込みが強い人には抗うつ薬を内服してもらうこともあります。また、漢方薬が

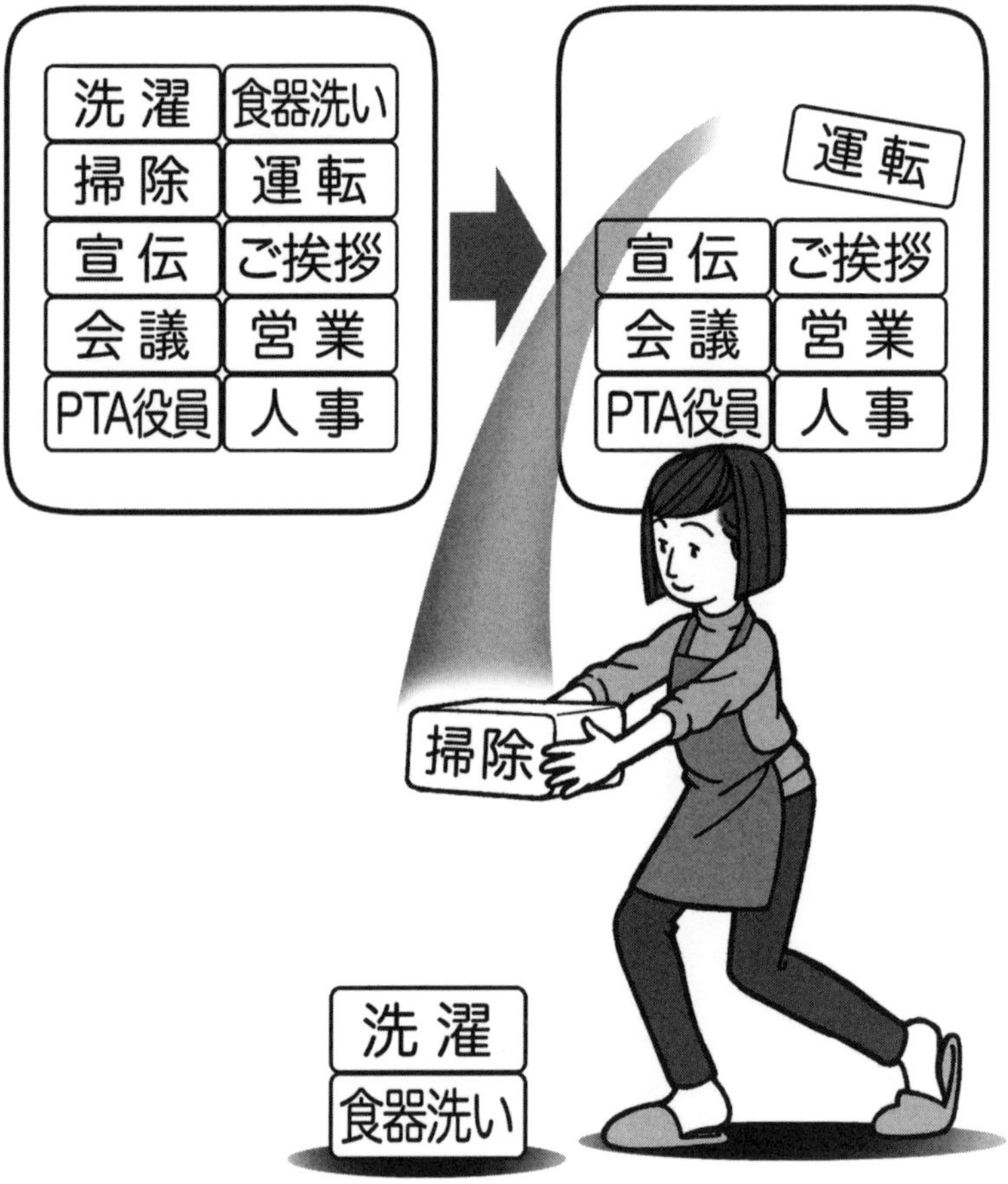
洗濯
食器洗い
掃除
運転
宣伝
ご挨拶
会議
営業
PTA役員
人事
運転
宣伝
ご挨拶
会議
営業
PTA役員
人事
掃除
洗濯
食器洗い

効果的なことも少なくありません。

初期のうつ状態であれば、こうした行動療法と薬の併用で改善できる可能性が高いのです。

要は、薬だけではなく、うつになった原因を認識してそれに合わせた行動の改善を行い、根本解決を目指すことが大切、ということです。

変わるのは相手ではなく、自分から

特に中高年以降の女性のうつ状態は、家族が原因になっていることが多く見受けられます。

なかでも配偶者がストレス要因になっている人は多く、先の女性の配偶者男性も最初は「なんで今まで通りがんばれないんだ！」とうつになった妻を責めたり、不満を口にしていたといいます。

残念ながら、**自分がどんなにがんばっても相手を変えることは大変難しいですし、**

変えようと働きかける過程で、さらに大きなストレスが生まれる可能性が高いと言えます。

ですから、まずは自分を変えてみることを私はおすすめしています。自分であれば、次の瞬間から自分の意志で変えることができますから。

そして、変えてみたところで、先の例のように「たいしたことは起こらない」ことがほとんどです。

ストレスはストレスホルモンを分泌させて血圧を上げ、血管を酸化させて老化を促進する大きな原因になります。

がんばりすぎないこと、そのために減らせる仕事を見つけること、そして楽しいと思ったことを楽しみ、自分を褒めてくれる人と仲良くすること。

それが、心の老化を防ぐポイントです。

第2章

老いを止める食事

体の若さを保つキーワードは、しなやかな血管と、
余計な脂肪のついていない体を保つこと。
そのためには、食事を改善することが必須です。
血管の糖化、酸化を防ぎ、
余計な体脂肪がつかない食事と食行動について、
本章ではご紹介しましょう。

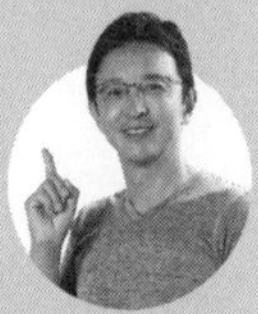

最もやせる食事タイミングは「空腹を一度我慢した、さらに後」

空腹は「今脂肪が燃えています」のサイン

空腹を感じた時には、「脂肪が燃えている！　ラッキー！」ととらえて、水を飲み、軽く運動するなどして少なくとも30分、できれば1時間はそのまま食べることを控えると理想的です。

お腹が空くたびに何か口に入れるものを探す。
食事の時間がきたら、お腹が空いてないけどとりあえず食べる。

前章でもお伝えした通り、この行動を続けている人は確実に脂肪がついていきます。特に、中高年以降は内臓脂肪がつきやすくなるので、あっという間にお腹がぽっこり……なんて事態になってしまいます。

お腹が空くたびに間髪入れずに何か食べるのは、体が脂肪を燃やすタイミングを奪ってしまうことになります。せっかくの脂肪燃焼タイムをなくすなんて、とてももったいないことです。

どうしても空腹感が辛い！　という人は、水を飲むとだいぶ空腹がまぎれますのでお試しを。

さらに、可能であれば少し歩いたり軽いストレッチなどをすると、血液中や筋肉の中にプールされた糖質がどんどん使われ、それでも足りなくなるといよいよ皮下脂肪や内臓脂肪が分解されてくるので、さらにダイエットに効果的です。

また、運動をすることで食欲を増進させるホルモンである「グレリン」の分泌量を減らし、逆に食欲を抑えるホルモンである「ペプチドYY」の分泌を増やすことにより、食欲が抑えられるという効果もあります。

お腹が空いたときに軽く体を動かすと、空腹感がなくなるので、ぜひ試してみてください。

ちなみに、お腹が空いていないのにダラダラとお菓子を食べたり、時間が来たからと言って空腹でもないのにお腹いっぱいの食事を摂ることは、食べたものがほぼ脂肪になる、と考えてください。

食事を摂るタイミングは、時間ではなくて、自分のお腹の空き具合のタイミングで摂るのが正解です。

欠食は、老ける！

ちなみに、いくら空腹がいいといっても、食事を抜いたり極端に量を減らすのは老化をスピードアップすることになるので、NGです。

その理由の一つは栄養失調になること、もう一つは血管がダメージを受けてしまうからです。

食事を抜くダイエットをしていると、たんぱく質やビタミン、ミネラルが極端に不足して、やせるというよりもげっそりとやつれてしまい、かえって老け込んでしまいます。

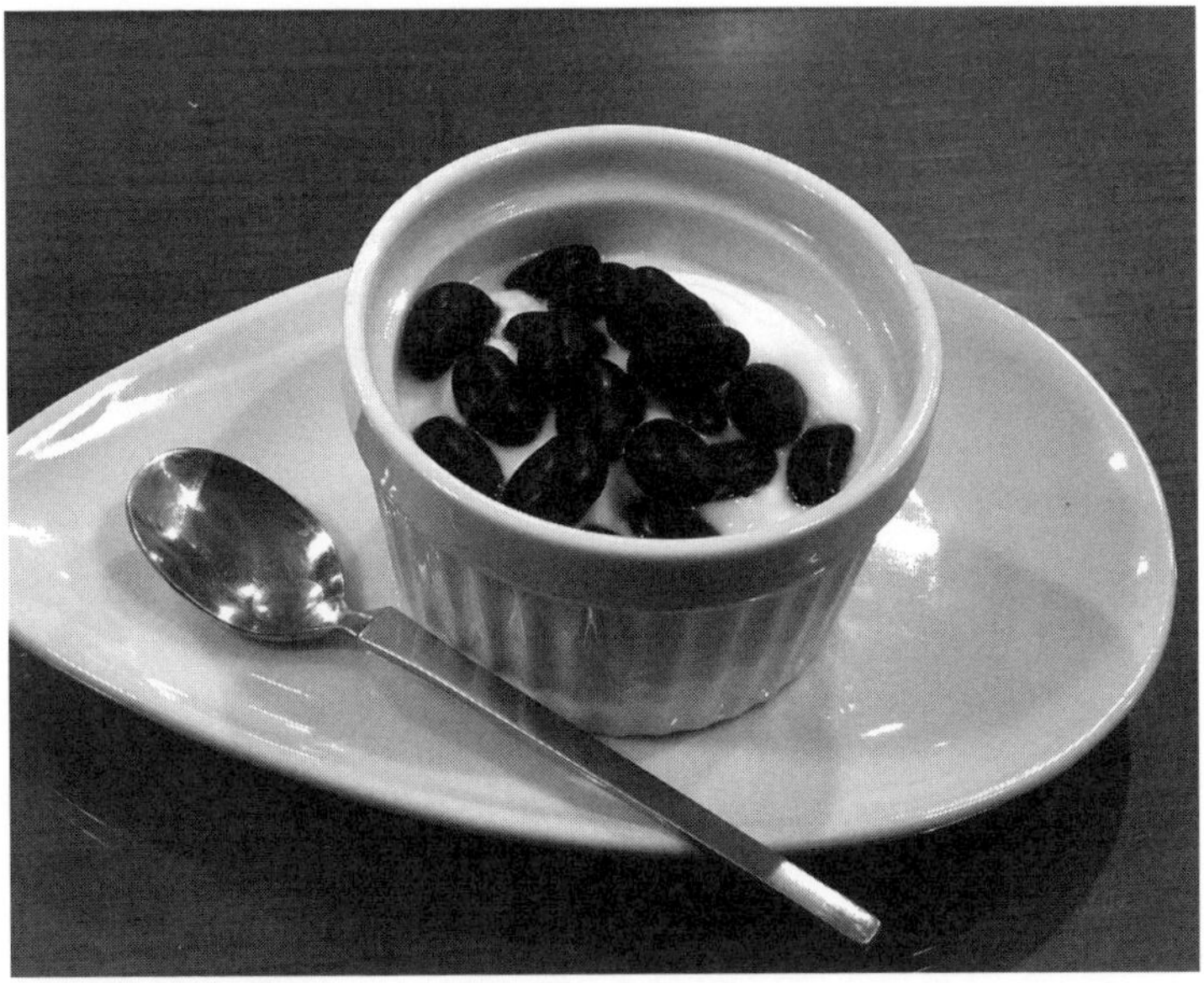

私も毎朝、特製の野菜ジュースを朝食代わりに飲むか、大豆や黒豆をヨーグルトに入れたものを朝食として食べています。

顔色も肌の状態も悪くなって、しわっぽくなるのも、極端な食事制限をしている人の特徴です。

食事を抜くダイエットは、若返るどころか急激に老け込む結果を招く可能性が高いのです。

特に、現代日本人の食事はたんぱく質が不足していて、糖質が過剰であることが特徴です。

ご存じの通り、人間の体の主成分は、たんぱく質です。皮膚も、筋肉も、内臓も、骨格筋もすべてたんぱく質でできていますから、その材料が入ってこないということは、それらの代謝と機能がすべて衰えるということに。

たんぱく質は若さを保持するためには、最も優先して摂ってほしい栄養素なのです。

逆に、最も減らすべきなのは、糖質です。糖質の削減については次項で詳しく述べます。

また、朝食を抜くことが、血管を老化させることも分かっています。

２０１７年の米国心臓病学会の発表によると「朝食を抜くことはアテローム性動脈硬化症のリスクを増加」させると同時に、朝食を抜く人たちは「高血圧で太りすぎ、または肥満である可能性が高かった」ということが判明。

動脈硬化や血圧の高さは、血管が老化している現れです。

前日の夜の夕食をたっぷり食べると、翌朝は食欲がなく、朝食を食べる気にもなれないことでしょう。そんなときは、無理に食べる必要はありません。野菜ジュースやヨーグルトなど、低糖質でたんぱく質やビタミンが摂れるもので、軽くすませることをおすすめします。

私も朝食には特製の野菜ジュースか、黒豆か大豆を加えたヨーグルトが定番です。ゴルフをする朝は、もう少しエネルギーになるものが欲しいので、バナナとトマトジュースを用意するなど、その日の活動量や体調に合わせて調整しています。

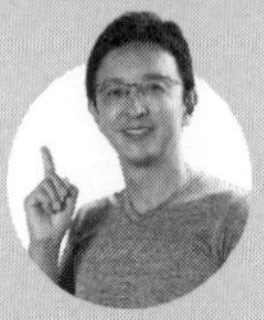

一生続けられる「ゆる糖質制限」を始める

「主食を半分」からスタートする

第1章でお伝えした通り、糖質の摂りすぎによる血管の糖化、酸化の害は多大です。体脂肪増加の主犯格でもあります。老化を防ぐ食事で最も大切なことは、糖質を摂りすぎないことです。

とはいえ、いきなり糖質ゼロまで制限することは現実的には難しいですし、老化防止のためにはそこまでの厳格な糖質制限は必要ありません。

個々の体質や活動量によって適切な糖質量には違いがありますが、大まかな目安としては、これまで特に制限を意識していなかった場合、まずはパンやごはんなどの主食を半分に減らすことからはじめてみてください。

今までごはん茶碗に1膳食べていたなら半膳に、パンを2枚食べていたなら1枚にするなどで、糖質量はだいぶ変わります。

●ごはん茶碗一膳の糖質量＝50g→半膳の糖質量＝25g
●食パン（6枚切）2枚の糖質量＝52g→1枚の糖質量＝26g

もしくは、朝食だけ主食なしにするなど、1日の食事の中でバランスをとってもいいでしょう。自分がやりやすい方法を選択してください。
また、最近では糖質カットを売りにしたごはんや麺の代替品、糖質オフのパンなどがたくさん販売されていますから、それらを取り入れるのも一案です。

また、白米を玄米やもち麦に、白いパンを全粒粉パンに置き換えてもいいでしょう。血糖値の急上昇が抑制されるうえ、食物繊維やビタミン、ミネラルといった若返りをサポートする栄養価もアップするのでおすすめです。

我が家ではカレーを食べるときには白米の代わりにもち麦と大豆を使っています。カレーはごはんの量が多くなりがちなのでトータルの糖質量がオーバーしやすくなりますが、これなら安心ですし、食べ応えも十分、味もよくて気に入っています。

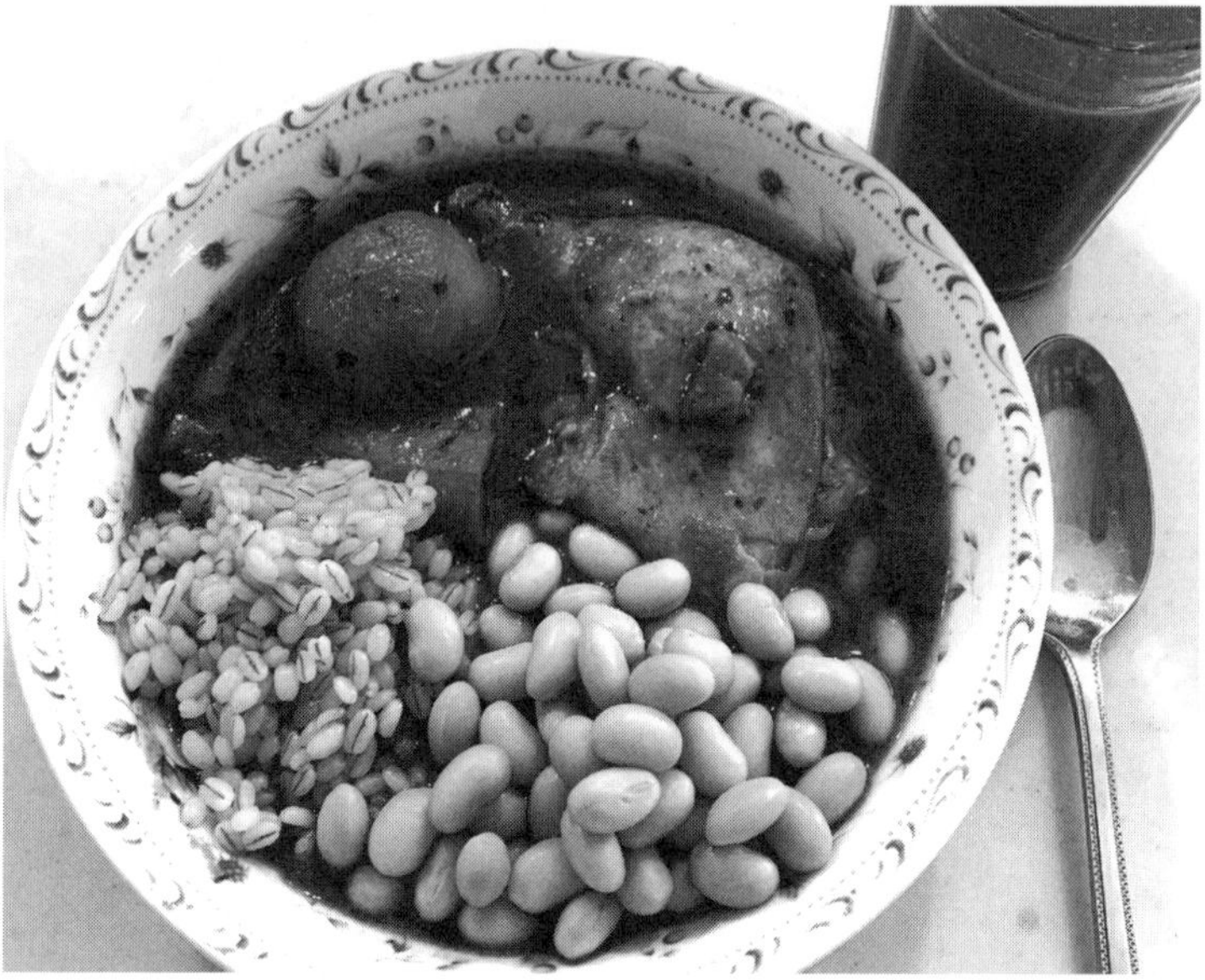

お気に入りのスープカレー＋もち麦＋大豆。スープカレーは小麦粉を多量に使わないので低糖質!

肥満している人の場合は、主食を半分にするところからスタートして、それでも体重が減らないようなら、さらにその半分に減らしてみてください。体重が減り始めたら、それが今の適正量ということです。

繰り返しますが、ダイエットでまず減らすべきなのは、糖質です。たんぱく質はくれぐれも減らさないようにしてください。

ちなみに「夏になると太る」という女性は多いのですが、それは多くの場合でお菓子の食べすぎです。食欲がないからと、食事をあまり食べず、代わりに口にしやすいお菓子をつまんでいるんです。このときに、ポテトチップやおせんべいなど、塩分が多いものを食べすぎて、手足や顔がむくんでしまって太ったように感じているケースも多く見受けられます。

暑いので体を動かすことも少なくなり、その上、水をたくさん飲むから特にむくみやすくなっているため、1日で1〜2kgは簡単に増えてしまうのです。

脂肪はそんなに急激に増えないので、前日よりも1〜2kgも体重が増えた時は、むくんでいると思ってください。

ちなみに、お腹周りは通常はむくみません。お腹がぷよぷよと出っぱってきたら、それは内臓脂肪です。

「隠れ糖質」に要注意！

「糖質制限しているのに、全然やせない！」という人へよく話を聞いてみると、甘くないお菓子やイモ類をたっぷり食べているケースがよくあります。

甘くないお菓子はおせんべいやポテトチップス、イモ類はじゃがいも、さつまいもなど。特に、肉じゃがやポテトサラダ、イモの煮っころがしなどを「野菜は体にいいから」とせっせと食べている、健康志向の女性は特に要注意です。煮物は砂糖が意外と多く使われているため、糖質のダブル使いの料理ですから、食べすぎれば当然、糖質オーバーになります。

糖質＝甘いモノ、糖質＝主食、というイメージが強いため、それさえ避けていれば大丈夫、と安心して「隠れ糖質」を気づかずにたくさん摂っている人は少なくありません。

ちなみに、**最近の果物は品種改良で糖度が高くなってますから、こちらも食べすぎは糖質の摂りすぎに**。

意外と糖質が多い、要注意な「隠れ高糖質食品」を次ページに挙げておきますので、食べすぎには注意してください。

また、特に要注意なのが、清涼飲料水です。「ペットボトル症候群」という言葉を耳にしたことがあるかと思いますが、砂糖を含む清涼飲料水を大量に飲むことで高血糖になり、意識障害にまで至ることを言います。

ここまで大量に飲む人は多くはないと思いますが、特に暑い季節には、冷たい清

表1　意外と糖質量が多い要注意食品

食材（1食分）	糖質量
じゃがいも（1個）	10.1g
さつまいも（中1/2本）	30.3g
かぼちゃ（1/8個）	25.6g
とうもろこし（1本）	20.7g
くずきり（1食分20g）	6.5g
りんご（1個）	28.2g
なし（1個）	20.8g
温州みかん（1個）	11g
しょうゆせんべい（1枚）	13.2g
ポテトチップス（1袋）	30.3g

出典:「日本食品標準成分表 2015年版（七訂）」をもとに算出

涼飲料水を短時間の間で大量に飲んでしまいがち。

スポーツドリンクは水分補給に良いからと、ゴクゴクと一気飲みするケースが多いのですが、血糖値がガンと上がってしまうリスクがあるので要注意です。

飲み物は、基本は水やお茶などの無糖にすることをおすすめします。

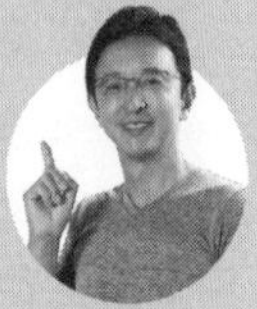

食べる順番で血糖値をコントロールする

「食事スタートは大豆か野菜」で血糖値の急上昇が防げる

前章でご説明した通り、血糖値の急上昇「血糖値スパイク」は活性酸素を生み、酸化ストレスによって様々な臓器を傷害し、私たちの体の老化を劇的にスピードアップしてしまいます。また、肥満スイッチをオンにして、内臓脂肪を増やして〝お腹ポッコリ〟の原因になることもお伝えした通り。

つまり、**血糖値の急激な変動を防ぐことができれば、老化が緩やかになるし、肥満防止に役立つのです。**

それを効果的にサポートしてくれるのが、「大豆ファースト」「ベジファースト」の食習慣です。

グラフ4　大豆、野菜を先に食べると食後の血糖値が抑制できる！

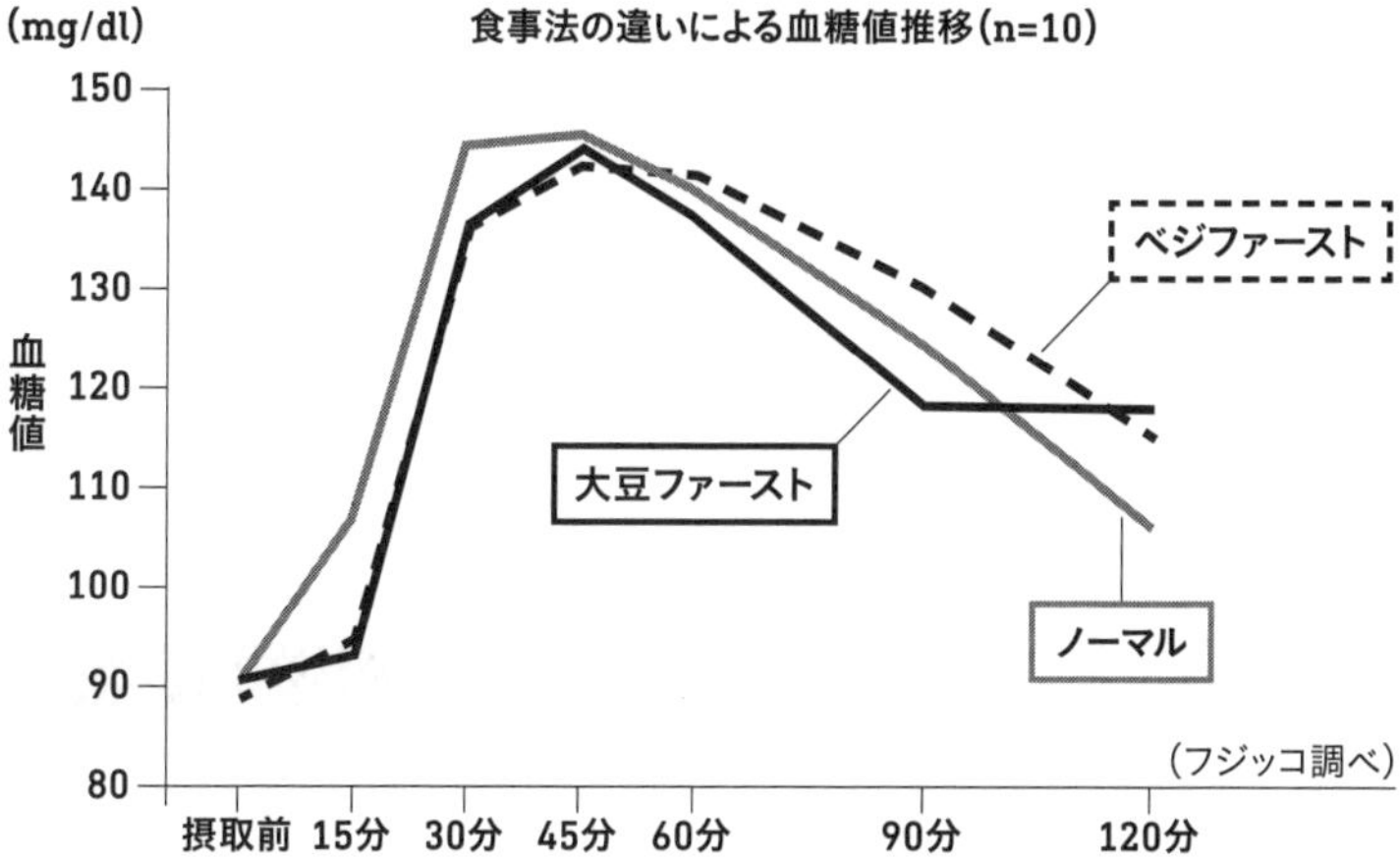

30～49歳の健康な男女を対象に①ノーマル（塩おにぎり2個）②ベジファースト（野菜サラダ100gを食べた後に塩おにぎり2個）③大豆ファースト（蒸し大豆26gを食べた後に塩おにぎり2個）の食後血糖値の推移を比較した結果が上のグラフ。大豆ファースト、ベジファーストの順で食後血糖値の上昇を抑制することが確認された。

食事を摂るとき、ひとつかみの大豆か小皿にひと盛りの野菜サラダをまず最初に食べ、そのあとに普通に食事をする。それだけで、食後血糖値の上昇を抑えることに役立つのです。

大豆と野菜の血糖値抑制効果を明らかにしたのが、上のグラフ4です。

このレポートは、私が監修し、フジッコ株式会社が実施した実験結果です。大豆、野菜ともに、食事の最初に食べることで血糖値スパイクを抑制していることが分かります。

特に、大豆ファーストはベジファーストよりも少量（大豆26g、野菜

100g）で、同等以上の食後血糖値上昇抑制効果が得られているところがポイントです。

そのほか、大豆ファーストは満腹感が長時間継続することも分かりました。

これは、大豆が食物繊維の他、たんぱく質も多く含んでいるので、腹持ちがよいこと、野菜よりも咀嚼の時間が長くなることが要因であると推測できます。

食事のときは、最初に大豆もしくは野菜を食べ、そのあとに肉や魚、最後にごはんやパンなどの糖質を食べるのが、血糖値スパイク抑制に効果的です。

大豆は、可能であればゆで大豆ではなく、蒸し大豆がおすすめ。ゆでると水溶性の食物繊維は失われてしまいますが、蒸し大豆はそのまま残るため、食物繊維の総量がより多くなります。

また、蒸し大豆のほうが味も香りもよいので、おいしく食べられるというメリットも。

スーパーなどで売っている乾燥大豆ひと袋を一晩水に浸し、ざるにあげて40～50分、蒸し器で蒸せば、おいしい蒸し大豆ができあがります。

最近ではパックや缶入りの蒸し大豆も市販されているので、それらを使うとより手軽でしょう。

野菜サラダに蒸し大豆を加えて「大豆&ベジファースト」にすると、より理想的ですね。

やってみました!

血糖値をモニタリング

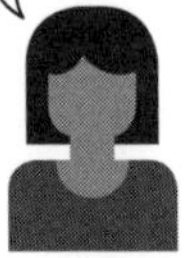

Aさんのケース

47歳女性。体脂肪率30%。3食中1食は主食なしにしつつ、1日一回の甘いものはやめられない。

使った血糖値モニターは……

「FreeStyleリブレ」を使用(左ページ写真参照)。二の腕にセンサーを装着。センサーに測定器をあてると血糖値が表示される、というしくみ。

実験方法は……

ノーマル朝食	大豆ファースト朝食
8枚切トースト1枚 ＋ 野菜サラダ100g ＋ ゆで卵	蒸し大豆大さじ2(26g) ＋ 8枚切トースト1枚 ＋ 野菜サラダ100g ＋ ゆで卵

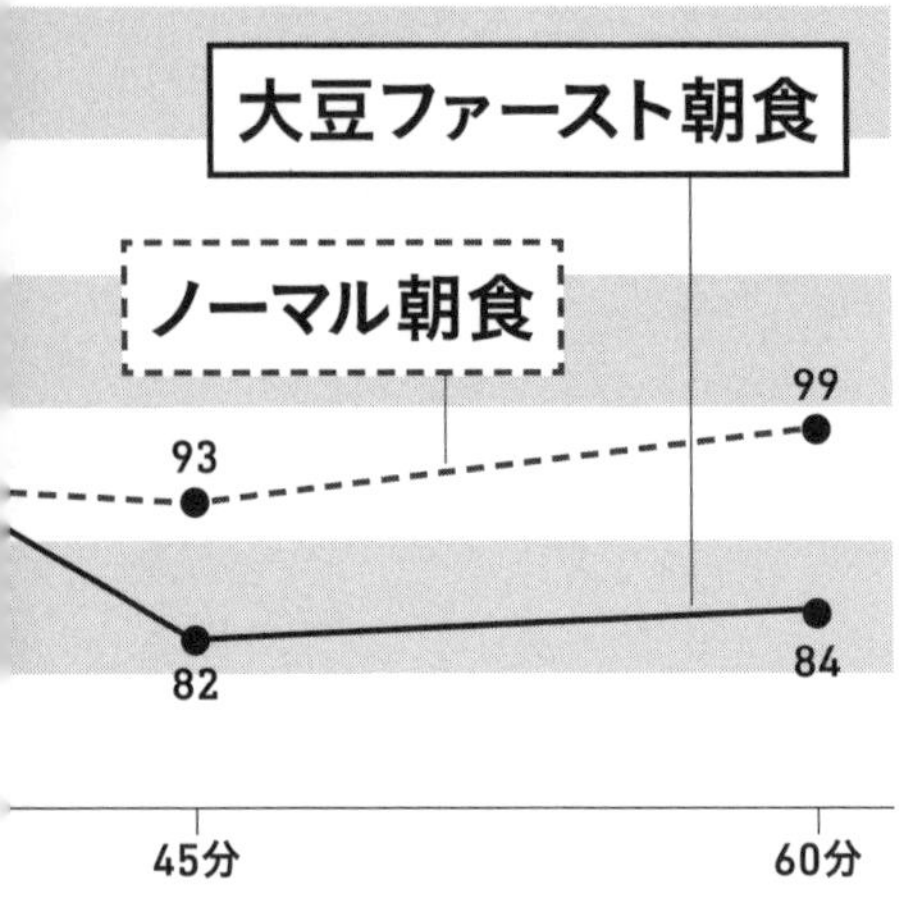

「ノーマル食は食後15分で血糖値がピークとなり、30分後にはインスリンの作用によって摂取前と同レベルに戻っています。しかし、大豆ファーストの方では、食後の血糖値のスパイク状の上昇が抑えられています。Aさんは食後の血糖値の上昇は正常範囲内ですが、140mg/dl以上に高くなる食後高血糖となる人も少なくありませんので、大豆ファーストはぜひ習慣にしていただきたいと思います」

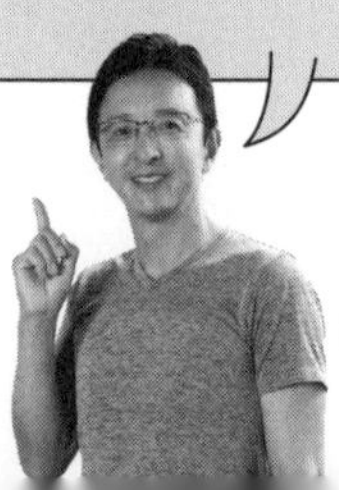

他にも……これを食べたらこうなった！

かき氷アイスバー
食後30分の血糖値
227(mg/dℓ)

カレーライス
食後30分の血糖値
129(mg/dℓ)

シフォンケーキ
食後30分の血糖値
162(mg/dℓ)

「冷たいアイスは砂糖が大量に使われているため、血糖値を急上昇させる食品の代表格。シフォンケーキは砂糖＋小麦粉で糖質がダブルで入っています。カレーはごはんの量が多いのに加えて、小麦粉、じゃがいもなど糖質が多い食材がやはり多用されているため、要注意食品です」

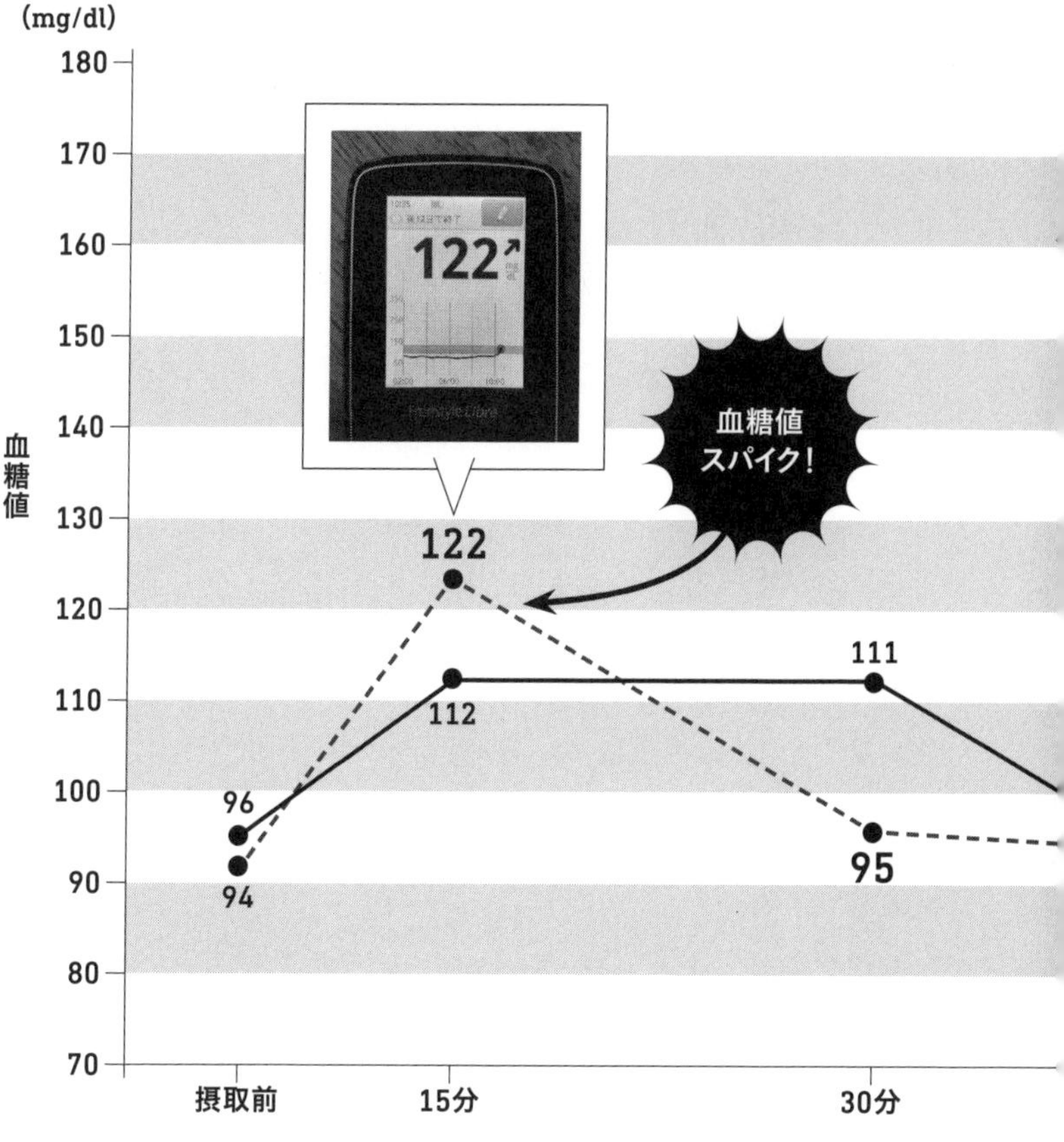

血糖値スパイク抑制におすすめの食べ物&食べ方

蒸し大豆以外にも、食物繊維が豊富な食材であれば、血糖値スパイクの抑制効果を期待することができます。

特に、キノコは食物繊維が豊富な食材として認知されていますが、なかでもマイタケには血糖値上昇を抑える「β《ベータ》－グルカン」という成分も豊富なので、相乗効果が期待できるでしょう。

また、たんぱく質や乳酸にも血糖値上昇を抑制する効果があることが分かっており、その両方をあわせ持つヨーグルトもおすすめです。

左に、血糖値スパイク予防に役立つ食材と手軽な食べ方をご紹介しますので、参考にしてください。

池谷先生おすすめ！
「血糖値上昇ストップ」アイデア食

①サラダ、みそ汁、スープに
蒸し大豆を加える

葉野菜のサラダ、温野菜サラダの最後の仕上げに上からぱらぱらと蒸し大豆を加えます。また、味噌汁やスープにそのまま加えてもおいしい。食べ応えも栄養価もアップするので、おすすめです。

---

②ヨーグルトに
蒸し大豆をプラス

ヨーグルトにも、血糖値の上昇をゆっくりにする作用があることが確認されています。大豆と組み合わせれば、その効果はさらに期待できるといえます。朝食の一皿目に、もしくは小腹が空いたときの間食としても。

---

③味噌汁に
乾燥わかめをプラス

食事の一口目は汁ものという人は多いと思います。いつもの味噌汁に、乾燥わかめを一つかみいれるだけで、その豊富な食物繊維の効果で、血糖値上昇抑制効果がアップします。血液サラサラ成分「フコイダン」が豊富なのも◎。

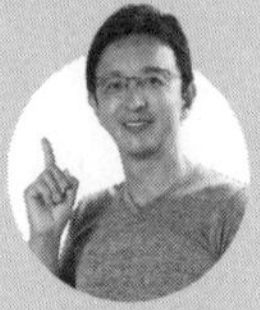

食事の量を減らす＆腹八分目を厳守

お腹に脂肪がついている人は、全員食べすぎ

昔から、「腹八分に医者いらず」といいますが、常に控えめに食べることは、肥満だけでなく生活習慣病も防ぐことができる、最も簡単な健康法の一つです。食べすぎによる害は、前章で述べた通り。見た目にも太るうえ、血管にも内臓にも甚大な被害を生んでしまいます。

「最近年取ったせいか、食べられなくて」とよく聞きますが、そうした体の声をもっと大切にしてください。**内臓脂肪がたっぷりとついた「お腹ポッコリ」の人は、もれなく食べすぎです。**

「食べてないのに太るんです」と肥満のある患者さんからよく聞きますが、よくヒアリングしてみると、３食お腹いっぱい食べ、食後にはおやつもしっかり食べている……というケースが少なくありません。自分が食べすぎであることに気がついてない人は、けっこう多いのです。

食事の内容も、パスタや丼物など糖質が多いか、「パンやサンドイッチ、おにぎりだけ」など糖質メインだったりします。**現代日本では、気をつけないとすぐに、たんぱく質やビタミン、ミネラルは足りていないのに、糖質だけは過剰に摂取している食事内容になってしまうのです。**

40代になったら、レストランなどで出てくる食事量は基本「多すぎる」という認識を持つようにしましょう。

レストランや食堂などで出てくる量は、どの年代でも不満なくお腹いっぱいになる量が提供されることがほとんど。性別、体格、年齢、活動量、すべて個人差があるにも関わらず、一番量を食べる若い男性に標準を合わせて、企業は食事の量を設定しているようです。

大柄な20代の男性と小柄な60代の女性が、同じ量食べるはずはありませんよね。中高年にとっては、多くの場合で量が多すぎてしまいます。特に小柄な中高年女性にとっては、外食で出てくる量が体に合っていないことがほとんどです。

しかも、外食で量のかさ増しで使われる食材は、多くの場合でごはんや麺、ポテトなどの糖質です。なぜなら、肉や魚、野菜などの食材と比べて、米や小麦粉、じゃがいもなどの食材はコストがずっと安いからです。レストランや食堂で行われる「大盛り」サービスは、ほとんどの場合でごはんや麺ですし、ファーストフードでたっぷりとつけ合わされるのは、フライドポテトですね。

糖質たっぷりの食事を「残したらもったいない」という気持ちでがんばって平らげてしまい、内臓脂肪がどんどんついてしまう、という悪循環になっています。

また、自宅の食事でも、20代、30代のころと同じ量を惰性で食卓へ並べてはいないでしょうか。もし、年々お腹に脂肪がついているとしたら、それはすでに適量ではないということです。**学生の頃に運動部にいた男性は、たくさん食べる習慣をそのまま20代、30代で引きずって肥満になるケースが非常に多いといえます。**活動量が半分になったのであれば、食事もそれに合わせて減らすべきなのですが、なかなかそちらへ意識が向かないようです。いまだにどんぶり茶碗にご飯を盛りつけている人は、要注意です。

食べすぎない習慣をつけるためには、次のポイントを押さえた食習慣を取り入れることをおすすめします。

一、量の目安は「レディースセット」に

仕事はデスクワーク、特にハードな運動習慣がない中高年の場合は、食べる量はいわゆる「レディースセット」並で十分です。女性に限らず、中高年男性もこの量を目安にして問題ありません。レストランのレディースセットを思い出してほしいのですが、汁ものに主菜、副菜、主食のそれぞれがバランスよくセットされていますね。女性の好みに合わせて野菜たっぷりだったり、ごはんも小さなお茶碗に軽めになっているのもポイントです。

私は外食先でレディースセットがあれば、「男性ですけど頼んでもいいですか？」と聞いて、よく注文しています。食後にも胃がもたれることなく体が重くなることもない適量なので食後感がよく、気に入っています。

もちろん、自宅の食事の量も同じ目安にしてください。

二、たんぱく質は減らさない＆糖質は減らす

減らすターゲットは、ごはんやパン、麺などの糖質です。くれぐれも肉や魚、豆などの大豆は減らさないでください。たんぱく質、ビタミン、ミネラルは、抗老化に必要な重要な栄養素です。これらが減ると、栄養失調で逆に老けてしまうので、気をつけましょう。

「大豆ファースト」「ベジファースト」の項でお伝えしたように、まずは豆や野菜、次に肉や魚を食べ、まだ物足りないときにごはんやパンなどの糖質を少量食べる、といった順がおすすめです。

外食の際には、注文のときに「ごはんを半分にしてください」「パンはなしでけっこうです」などと最初に伝えるとスマートです。自宅でも、おかずを全部食べてから、小さなごはん茶碗に欲しい分だけ少量のごはんをよそう、といったようにするといいでしょう。

三、食べたものを記録して「見える化」する

先のように「食べてないのに太る！」という人のことを、私は「裸の王様」と呼んでいます。実はけっこう食べているのに、その量が自分では見えていないのです。三裸の王様たちへ、私はいつも「食事記録」をつけることをおすすめしています。

食に何をどれぐらい食べたのか、また、三食以外で口にしたものはすべてメモしてもらうのです。つまり、食事を記録して「見える化」するのです。

自分が1日のうちに何をどれぐらい食べているのか。それを紙に書き出すことで、客観的に自分の食生活をとらえることができるため、どうして肥満したのか、原因が見えてきます。

無意識に甘い缶コーヒーなどの清涼飲料水を何本も飲んでいた、おやつを1日2回食べていた、お酒といっしょにダラダラと長時間おつまみを食べ続けていた……など、長年気がつかなかった食事の癖が発見できるので、おすすめです。

同じように、内臓脂肪がけっこうついているのに「自分はそんなに太ってない。まだまだ大丈夫だ」という人もまた、裸の王様になっているのかもしれません。自分で自分のことが正しく評価できていないのかもしれません。

その場合にも、自分の体形を前、横、後ろから撮影してもらってそれを見てみるなどの見える化が有効です。

自分を冷静に客観視してみることをおすすめします。

たんぱく質不足は「大豆」で補う

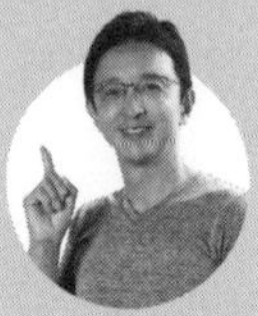

大豆は若返りサプリ!

これまでにお伝えしてきた通り、老いを止めるためには、糖質を減らしてたんぱく質を増やした食事を摂ることが重要です。

そのため、糖質少なめでたんぱく質が豊富な肉類をたくさん食べる高齢者には元気な方が多いのですが、一方で「肉で胃もたれする」という方もたくさんいらっしゃいます。これは、**肉を食べると胃と食道の間にある括約筋がゆるむため、胃酸が逆流しやすくなるために起こります。**

さらに、動物の肉は胃に停滞しやすく、停滞している間ずっと胃酸が分泌されることでも、胃がもたれてしまいます。

また、先にお伝えした通り、肉に偏った食事は飽和脂肪酸とアラキドン酸など、血管にダメージを与えたり、体内に炎症を起こす原因にもなるため、過剰摂取はおすすめしていません。

では何を主要なたんぱく源とすればよいのかというと——様々な若返り効果を持つ、大豆が私のイチオシです。

大豆は、私の毎日の食卓に最も多く登場する食材。これまでご紹介してきた通り、豊富な食物繊維で血糖値スパイクを抑制してくれるうえ、抗老化に役立つたんぱく質が豊富という、理想的なたんぱく源だからです。しかも低糖質で腹持ちもよく、ダイエットの強い味方でもあります。

ごはんと一緒に炊き込んだり、蒸してサラダやスープ、ヨーグルトに入れるなど、汎用性が高く、いろんな料理に使いまわせること、一度に蒸したりゆでたりしておけば作り置きしておける使い勝手の良さも、大豆のメリットです。

また、**中高年期の骨や血管の若さを保つためにも、大豆は役立ちます。**

大豆はカルシウムを豊富に含むうえ、骨のカルシウム量の減少を抑制する成分「イソフラボン」も豊富に含んでいます。

実は、体内でカルシウム不足が起こると、骨だけでなく血管にも大きなダメージが起こります。

体は体内のカルシウム濃度を一定にするために、不足してくると自身の骨を溶かしてカルシウムを補おうと働きます。ところが、**骨から出てきたカルシウムは血管壁にくっつきやすく、動脈硬化の原因となってしまうのです。**

中高年期のカルシウム不足は血管のリスクを増大させるため、大豆を日常から摂る習慣で、ぜひ骨と血管をケアしてほしいと思います。

ちなみに、イソフラボンは女性ホルモン様の働きを持つことでも有名ですね。**肌の潤いを保ったり、血圧やコレステロールの上昇を抑制したりするなど、エストロゲンの持つ抗加齢効果がイソフラボンにも期待できます。**

加齢に伴ってエストロゲンは減少しますから、大豆をせっせと食べることで、抗加齢の働きを補うことをおすすめします。

大豆はさまざまな抗老化の働きを持つ、若返りサプリ。大豆そのものじゃなくても、豆腐やおから、豆乳などの大豆製品を取り入れるのもよいでしょう。

さらに、近年ではハンバーグやハムなど、まるで肉のような触感が味わえる「大豆ミート」も登場しており、そのおいしさから注目を集めています。ぜひ、日々の食卓にそうした大豆製品も並べてみて下さい。

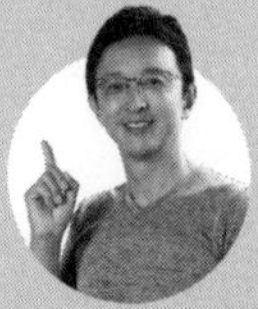

魚を1日に1度は食べる

EPA&DHAは最強の血管若返り薬!

血管の若さを保つために、一番に摂りたい食材といえば、魚です。大豆とともに、我が家の食卓には毎日のように登場しています。

魚のメリットはなんといっても、豊富に含まれるEPA、DHAが摂れること。私は血管年齢の若返りとEPA製剤の研究を大学で長年行った過程で、多くのEPA製剤を服用している方たちの血管年齢を調べてきました。その経験から、EPAやDHAが血管に与える若返り効果については、確信を持っています。

では、実際に血管の若さを保つためにはどのぐらい魚を食べればいいのでしょうか? 私は、少なくとも毎日1切れは食べてほしいといつもお伝えしています。

手のひら一枚分の魚を、1日のうちに一度は食べることを意識しましょう。

動脈硬化だけでなく、アトピー性皮膚炎、アレルギー性鼻炎、乾燥肌など、体内の酸化、炎症が進んでいる様子がある場合には、1日1切れに限りません。肉を避け、魚をできる限り増やすと理想的です。

最近は、アレルギーの人が非常に多くなってきましたね。

私が小、中学生だった40～50年ほど前は、アレルギーがある子どもはそれほど多くはありませんでした。今は花粉症が国民病だし、アトピー性皮膚炎、ぜんそくの子どもがずいぶんと増えました。

私はこうした炎症を伴うアレルギー疾患が増えた背景には、魚離れとともに、油を使った料理やお菓子の普及が関係していると考えています。

魚は体内の炎症を抑制する消火剤です。もっとひんぱんに食卓に登場させてほしいと思います。

次から、魚を手軽においしく食べるアイデアを紹介しますので、参考にしてください。

手軽に魚を摂る方法 その①【さば缶をアレンジする】

「魚料理はさばくのも手間だし、生ごみが出るので苦手」という人が多いですが、そうした悩みが一切ない、魚の缶詰をもっと活用することをおすすめします。我が家にはさば缶が常に常備されていて、アレンジした料理を作っています。

トマトソースと合わせてトマトパッツァにすると、ワインともよく合います。水を多めに加えるとスープにもなるし、好みでケチャップを足してパスタにもアレンジ可能。料理が面倒なときには、レトルトカレーに乗せたり、タマネギのスライスを乗せるだけでもいいおつまみになりますよ。

さば缶 トマトパッツァ

キャベツ、タマネギ、ブロッコリーなどの野菜を食べやすい大きさに切る。フライパンに市販のトマトソース、さば缶を汁ごと、切った野菜を加えて10分煮込んでできあがり。味が足りなかったら塩コショウして味を調えてもよい。さば缶の代わりにイワシ缶でもOK。

手軽に魚を摂る方法 その②【お刺身をアレンジする】

私はよく、夕方のスーパーの鮮魚売り場へ出かけます。

夕方のサービスタイムは、刺し身が半額になっていることが多く、大きな刺し身の詰め合わせパックも手軽なお値段になっているので買いやすいからです。

半分はその日の夕食に食べ、もう半分は冷蔵庫に保存し、翌日にホイル焼きにしています。

刺し身は、翌日にこうして加熱をした料理に使ってもおいしいです。

刺し身のホイル焼き

広げたホイルに刺し身と千切りにしたネギ、キノコを並べ、オリーブオイルとポン酢を回しかけて10分前後オーブンで加熱。ポン酢の代わりに塩とレモンでもおいしい。

ＥＰＡ&ＤＨＡサプリメント、製剤について

「魚が苦手で食べられない……」という人や、今日はなかなか魚を食べることができなかったというときは、サプリメントでＥＰＡ、ＤＨＡなどのオメガ3脂肪酸を補うといいでしょう。市販されているサプリメントでもＯＫです。

当院では、動脈硬化がある患者さん、脂質異常症のある患者さんたちの重要な処方薬として、高純度ＥＰＡ製剤の「エパデール」や、高純度ＥＰＡ＋ＤＨＡ製剤の「ロトリガ粒状カプセル」(下写真参照)を使用しています。

本来この製剤は、メタボで動脈硬化のリスクが高い人にＬＤＬコレステロールを下げる作用の強い「スタチン」という薬と併用して処方さ

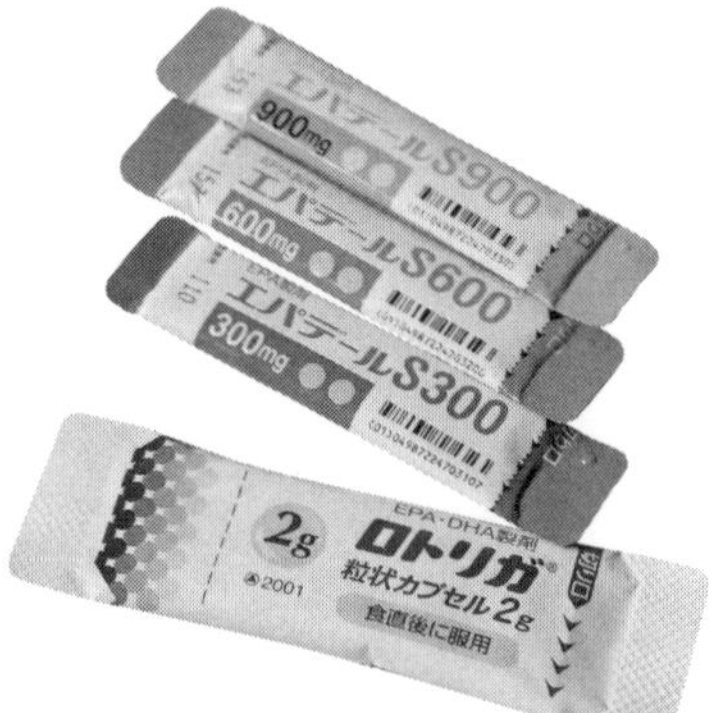

上:EPA製剤「エパデール」
下:EPA＋DHA製剤の「ロトリガ粒状カプセル」

れることが効果的と考えられています。

しかし、私は特に更年期以降の女性の脂質異常症に対しても、エパデールやロトリガが役立つと考えています。

更年期は女性ホルモンの分泌が低下することから、高脂血症になるケースが多いのですが、このとき、多くの場合で「スタチン」が処方されるのが一般的です。しかし、私は更年期が原因の高脂血症に対しては、急いでスタチンを用いてLDLコレステロールを正常化する必要は必ずしもないであろうと考えています。

女性の場合、完全に閉経を迎えるまでは、女性ホルモンによって血管が守られるということもあり、LDLコレステロールが高いだけで他に危険因子（喫煙や糖尿病、高血圧など）がなければ、動脈硬化のリスクはそれほど高くない、というのがその理由です。

そのため、同ケースの場合、当院ではEPAやEPA&DHA製剤を処方して、その後の動脈硬化の進行を検査しつつ、様子をみることがスタンダードです。前述のEPA、EPA&DHA製剤であれば、魚の油が主成分なので副作用の心配も少なく、安心です。

ただし、ＥＰＡ、ＥＰＡ＆ＤＨＡ製剤だけでＬＤＬコレステロールの値を正常化することは困難です。それでも中性脂肪を減らす作用は発揮してくれるので、善玉のＨＤＬコレステロールは増加傾向となり、超悪玉と呼ばれる小型ＬＤＬコレステロールの割合を減らす効果を発揮してくれます。また、抗炎症作用や抗血小板作用によって、動脈硬化の進行を抑える働きも期待できます。さらに、末梢血管をしなやかに開いて、全身の血流も改善してくれるのです。

ちなみに、動脈硬化が進んでいる方の場合には当然ながら、スタチンも併用します。

さらに、ＥＰＡ、ＤＨＡ製剤には、とてもありがたい〝おまけ〟がついてきます。血管年齢の若返りとともに、肌荒れや肌の乾燥が改善したり、冷えや肩こりなどが改善することが少なくないのです。

他にも、アレルギー性鼻炎が改善したり、第1章でもお伝えしたように、なんと髪の毛が生えてくることまでありました。

ＥＰＡ、ＤＨＡは、まさに体の中から行うアンチエイジングの強い味方となるのです！

第3章

老いを止める運動

老いを止めるためには、
運動を習慣にすることも欠かせません。
ただし、キツくて辛い運動は必要ありません。
毎日、長時間行う必要もありません。
血管をマッサージする、筋肉を維持する程度の
緩やかで、誰でもできる手軽なもので十分です。
負荷の強すぎる運動はかえって
老化を早めてしまいます。
運動というよりは「日常生活の中で
ついでに体を動かす」程度で、
一生続けられる方法をこれからお伝えしていきます。
コロナ太り対策としてもおすすめです。

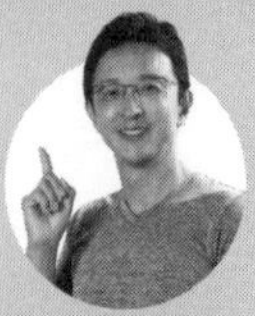

若さ維持に「キツイ運動」はいらない!?

一生続けられる「ついで」で十分

血管の若さを維持するためには、「キツイ運動」は必要ありません。いきなり本章を否定するような内容ですが――「運動」というと、多くの方が筋トレやジョギングなど、いわゆる毎日長時間、息が激しく切れるような「運動」をイメージしますね。

血管の健全さを保ち、体脂肪の蓄積を防ぐため、つまり「老いを止める」ためであれば、そうした「キツイ運動」は必要ない、と私はいつもお伝えしています。必要なのは「日常生活の中でついでに体を動かすこと」です。

中高年になって負荷の高い運動をすると、心血管系に直接負荷がかかるとともに、血管を劣化させる活性酸素が大量に発生するため、私はおすすめしていません。もちろん、趣味として楽しんでいる場合には辞める必要はありませんが、イヤイヤやる必要はないということです。

ただし、運動不足もまた、筋肉が減り、血管が硬くなって血流が悪くなるため、老化がスピードアップすることに。

運動は、しすぎるのもしなさすぎるのも、老化につながるということ。だからこそ、適度に「日常生活の中で体を動かす」ことを一生続けてほしいのです。本章では、ついでに体を動かすことをさして「運動」という言葉を使っていきます。

血管の美容剤「NO」分泌のスイッチ

運動が血管の若さを維持するメカニズムには、筋肉が大きく関係しています。

運動で筋肉が動くと、酸素や栄養がエネルギーとして消費されるため、体はもっと筋肉へエネルギーを送るために心拍数を上げ、より多くの血液を送り出します。

このとき、**筋肉から「ブラジキニン」という生理活性物質が放出され、この働きで血管の内側の壁から「一酸化窒素」、別名「NO（エヌオー）」という物質が分泌されます。**このNOが血管の若さ維持に非常に深くかかわっており、その働きをざっと上げると……

①血管を拡張して血流を促進

②血管をしなやかに保つ

③血圧を下げる

④傷ついた血管を修復する

などなど血管の若さを保つために、重要かつ多彩な働きを担っていることが分かります。NOは、血管の若返りのための美容液なのです。

また、筋肉を動かすことそのものがポンプのような働きをするため、さらに血流をよくします。**動いた筋肉に促されて動脈が開き末梢循環が改善するとともに、静脈やリンパへの血流やリンパ液の流れもよくなります。**

筋肉が維持されれば姿勢も保持しやすくなって、見た目の印象がぐっと若返ります。よい姿勢を維持するだけでも筋肉は使われるので、それが自然と緩やかな筋トレになります。また、筋肉がしっかりとついた体は動かすことが苦じゃなくなるため、自然と早く歩いたり、さっさと階段を上るようにもなります。すると自然と筋肉がまた鍛えられる——という好循環が生まれるのです。

適度な筋肉を維持していると、代謝も落ちないので太りにくい体をキープできます。摂りすぎた糖質も、エネルギーとして筋肉が消費してくれるからです。

糖質は体内に入ると肝臓と筋肉のなかで「グリコーゲン」となって貯蔵されます。血中では「グルコース（ブドウ糖）」として溶け込むのは、前述した通りです。筋肉を動かすと、グルコースとともにグリコーゲンが消費され、糖質が余らなくなるので、結果、内臓脂肪としてため込まれることもなくなるわけです。

よく動かす筋肉は大喰らいです。体脂肪をため込みにくい体をサポートしてくれますから、どんどん体を動かして筋肉に糖質を食べさせてください。

次から、具体的にどんな運動（日常的によく体を動かすこと）が老いを止めるために有効なのか、紹介していきます。

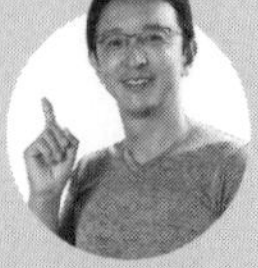

「食後のその場足踏み」で血糖値上昇を抑制

血糖値が上がる前に糖質を消費する！

最も血糖値が高くなるタイミングは、食後30分〜1時間後。

血糖値の急上昇が血管を老化させ、脂肪をため込む要因であることは、先にお伝えした通り。**このピークを狙って、体を動かすことで、食事に含まれる糖質の吸収が抑制され、また、吸収された糖質がエネルギー源として利用されやすくなることで、血糖値の急上昇を防ぐことに役立つのです。**

つまり、血中のグルコースとなって「余った糖質が脂肪となって蓄積される前に使ってしまえ」という作戦です。

何をするかというと、私がおすすめしているのは、その場足踏み、ないしはその場ジョギングです。食後のやや体が重く感じられる時もさほど負担なく行えるので、自宅でテレビでも見ながら行うとあっという間に10分、15分経ちます。

下半身には全身の筋肉の6～7割が集中するところ。脚を動かすことで、お尻の大殿筋や太ももの前側の大腿四頭筋や裏側のハムストリングなど、大きな筋肉が働くため、たくさんのエネルギー（糖質）が消費されます。

また、血管の若返り薬「NO」も分泌されて血流もよくなるので、まさしく一石二鳥です。

さらに余裕があれば、**歩くのに合わせてイヤイヤをするように両腕をゆらゆらとゆする形で上半身も連動させて動かすと、さらに運動量がアップします。私はこの運動を「ゾンビ体操」と名づけて、患者さんたちへ推奨しています。**

ゾンビ体操なら、通常のウォーキングよりも、運動量が2～3倍になります。つまり、ゾンビ体操4～5分で、ウォーキング10分行ったのとほぼ同じ運動効果が得られるというわけです。

最初はやりにくいかもしれません。歩きながら小さく腕を振って、慣れてきたら徐々に大きく動かすようにするといいでしょう。

詳しいやり方は、次ページを参考にしてください。

自宅でカンタンにできる！ 血糖値を下げる！

食後の「ゾンビ体操」

食事の後は、テレビを見てゴロゴロ……ではなく、その場でできるゾンビ体操で血糖値の上昇をストップさせましょう。最も血糖値が上昇する食後30〜1時間後に行います。最初は5分、慣れてきたら10分、15分と続けて行えたら理想的。好きな音楽をかけてリズムに合わせて行っても楽しいですよ。**朝、昼、晩の食後に4〜5分ずつ行うことで、30分のウォーキングに匹敵する運動量になります。**

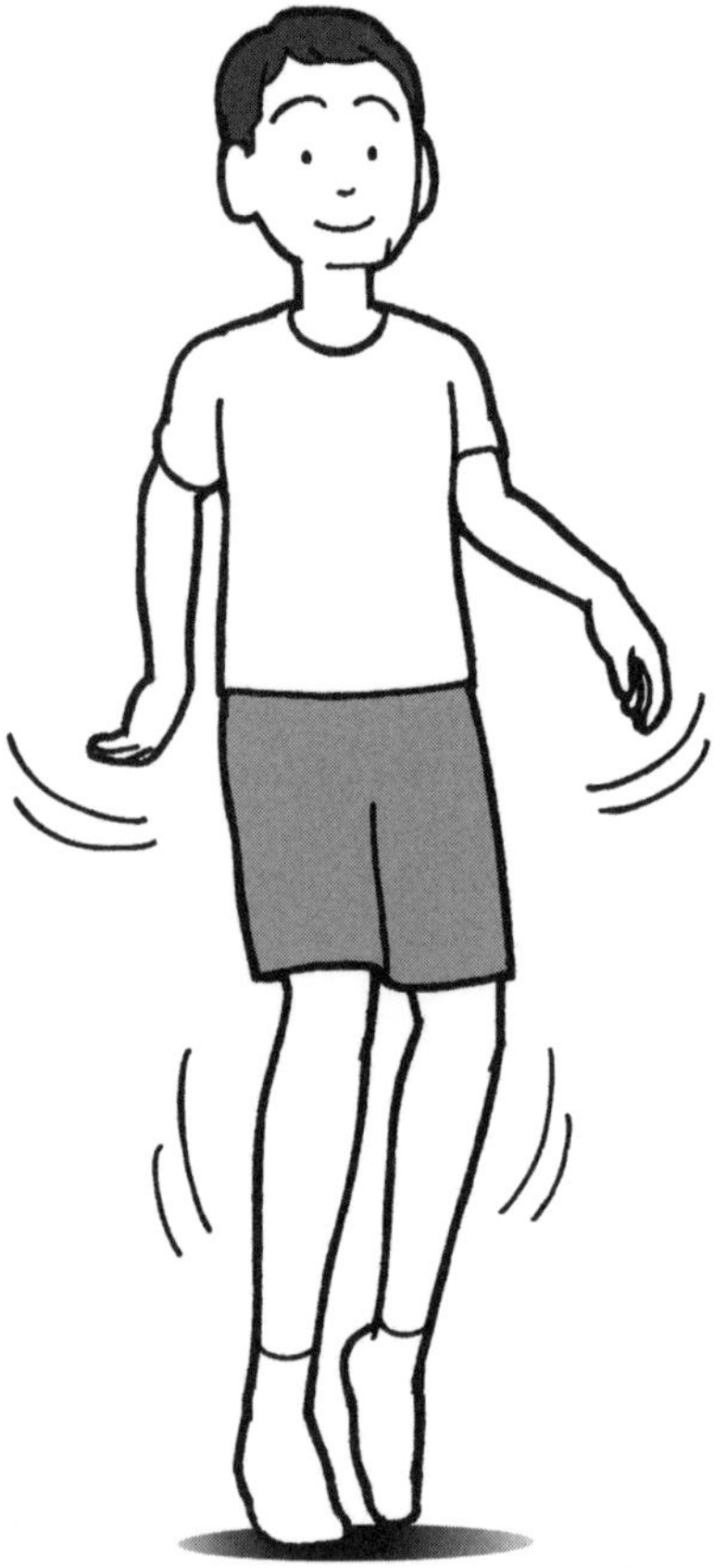

1

背筋をまっすぐにして、その場で軽く足踏みをする。足踏みの動きに合わせて、両肩をやや大げさにブラブラと動かす。両腕は肩の動きに合わせて自然にブラブラとさせておく。

2

可能であれば、その場で軽くジョギングを行う。肩を可能な限りさらに大きく動かす。子どもがイヤイヤとしているように。

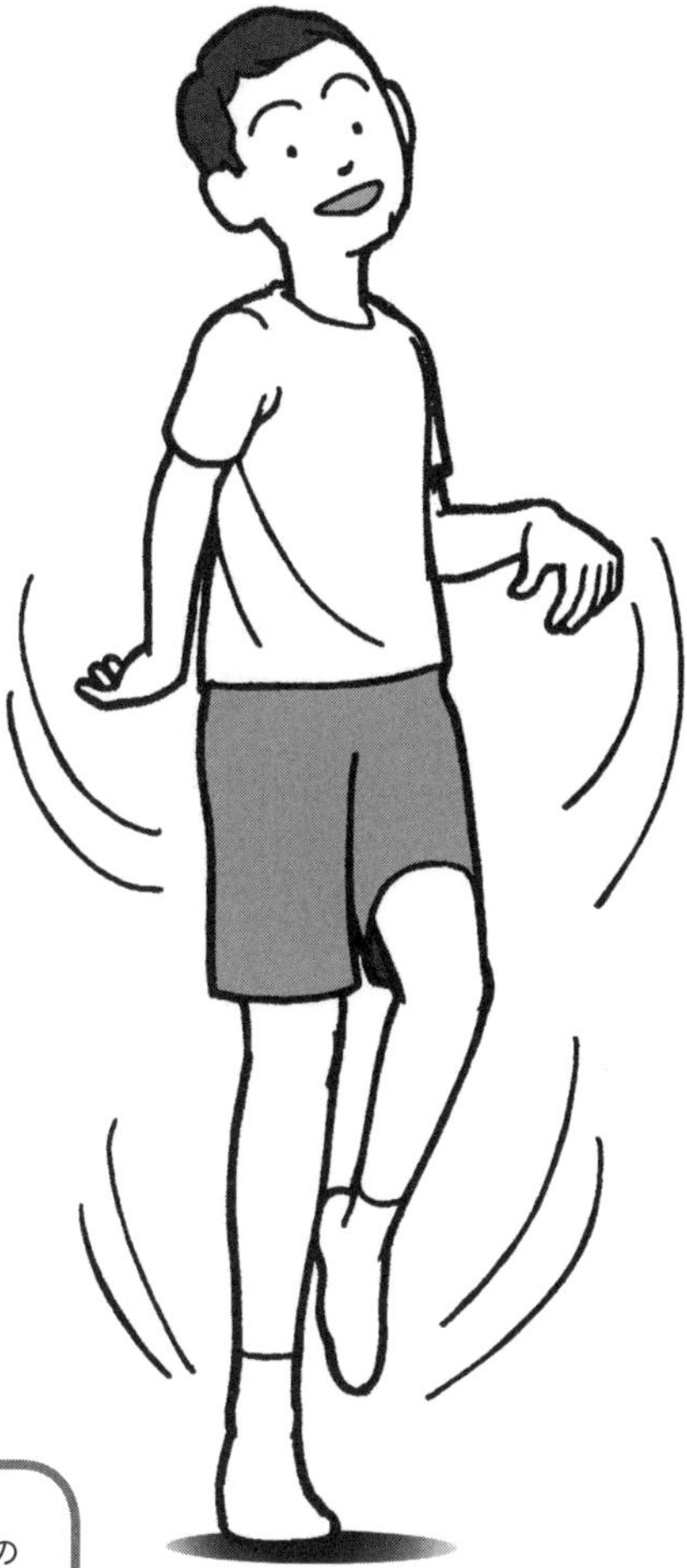

これはNG!

腰や背中を痛めてしまうので、猫背になったり、お腹が前に出ないように行うこと。しっかりお腹を引き締めて行えば、腹筋も鍛えられるので一石二鳥。

時間も着替えもいらない！ ついでの「ゆる体操」

食後のゾンビ体操以外にも、日常生活の中のちょっとしたすき間時間に軽く体を動かすと、それが「ちりつも貯金」のように1年、3年、5年単位でどんどん効果が膨らみ、老化を止めてくれます。

一昔前は「運動は20分以上行わないと脂肪が燃焼されない」と言われていましたが、**最近の研究では、その説は完全に覆《くつがえ》り「運動は短時間ずつ小分けに行っても、長時間まとめて行っても、効果はほぼ同じ」と言われています。**

ジムにお金を払って足を運び、着替えて長い時間運動して……と時間とお金を使わなくても、1日の中でちょこちょこと体を動かすだけで、十分健康維持は可能です。

「体を動かしましょうね」と患者さんたちへ指導をすると、多くの場合で「時間がなくて……」とか「意志が弱くて続かないんです」と運動できない言い訳が返ってくるのですが、ゾンビ体操やついでのゆるい体操なら、時間も意志も必要ありません。

人間は「たまにやること」に対しては「面倒だなあ……」となりますが、歯磨きのように毎日やるのが当たり前になると、息を吸って吐くようにできるようになります。


ちなみに、私も毎日の診察中に、こっそりゆる体操を行っています。診察中は椅子の背もたれを使わず、背筋を伸ばしてお腹をへこませたままキープしています。「それだけ？」と思うかもしれませんが、それを毎日、何時間も持続していると、なかなかのいい運動になるのです。

おかげさまで、今でもお腹はしっかり引き締まっています。


テレビのＣＭの間にゾンビ体操をする、トイレに行ったついでにスクワットをする、コンビニまで軽く駆け足で行く……などのついでのゆる体操で、ぜひ若さを〝ちりつも貯金〟してください。

本書で紹介した体操は、私の公式You Tubeチャンネル「池谷敏郎Official Channel」でも実演しているので、参考にしてください。

コロナ太りに！ ズボラでも続く！
ついでのゆる体操

長時間まとめて行っても、ちょこちょこと短時間行っても、運動の効果は同じです。1日の間で10秒、20秒でもチャンスがあれば「ついでに体を動かす」ことを習慣に。ついつい忘れてしまうようなら、トイレの壁に「スクワット」とメモを貼っておく、2時間おきにタイマーをセットしておく、毎日見るニュースのCMは運動時間と決めておくなどの工夫をするといいでしょう。

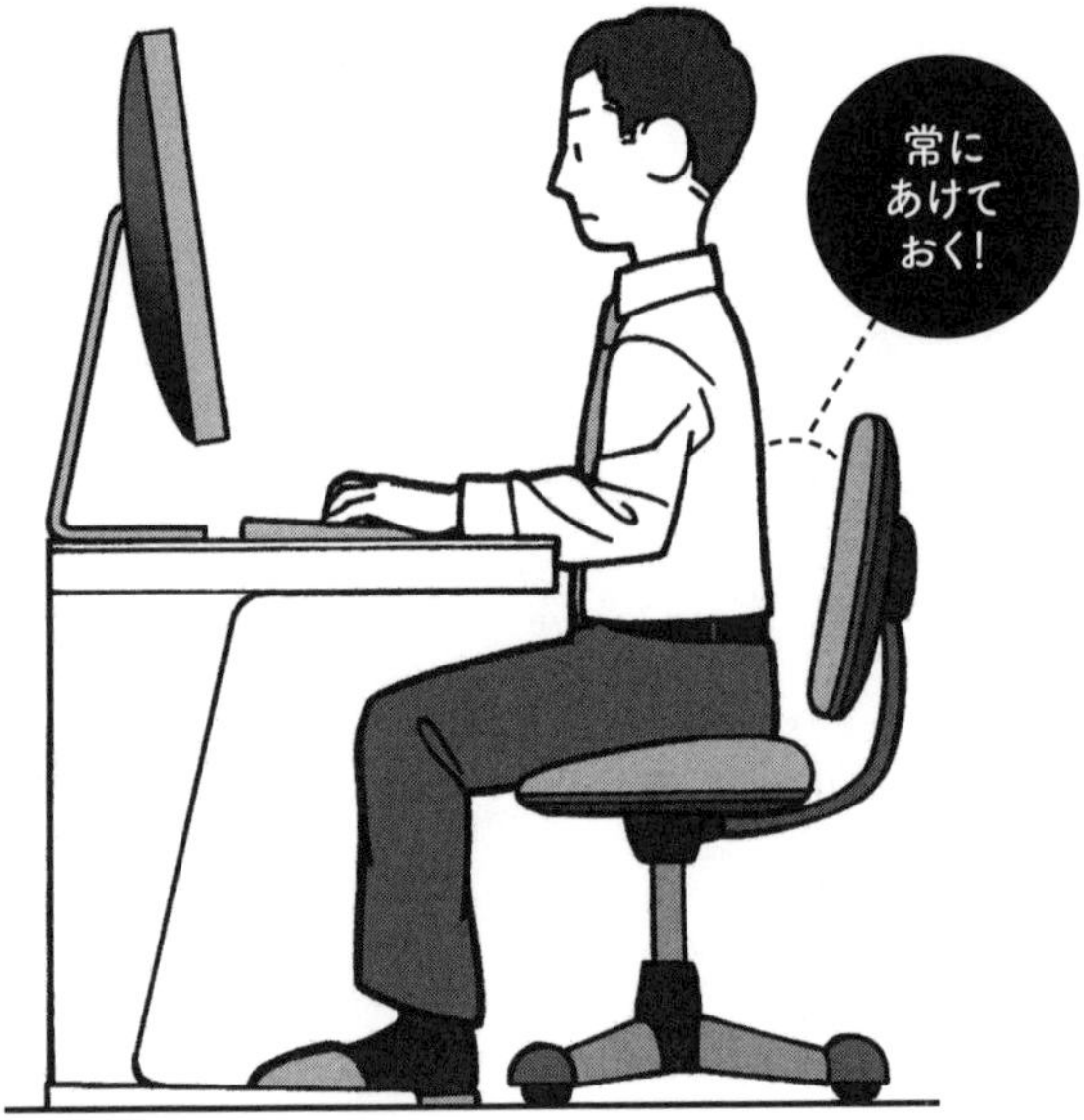

1 椅子の背もたれは使わない

椅子に座るとき、背もたれはないものと思うこと。背筋を常に伸ばしてお腹をへこませて座るだけでも筋肉がしっかり使われる。デスクワーカーは特に意識すると、1日のトータル運動量はかなりのものに。

2 座るついでのスロースクワット

椅子やトイレに座るときには、お尻を後ろに突き出しながらゆっくりと膝を曲げ、立ち上がるときもゆっくりと立ち上がる「スロースクワット」のチャンス。5秒かけて座り、5秒かけて立ち上がると、下半身の筋肉がしっかり使われる。

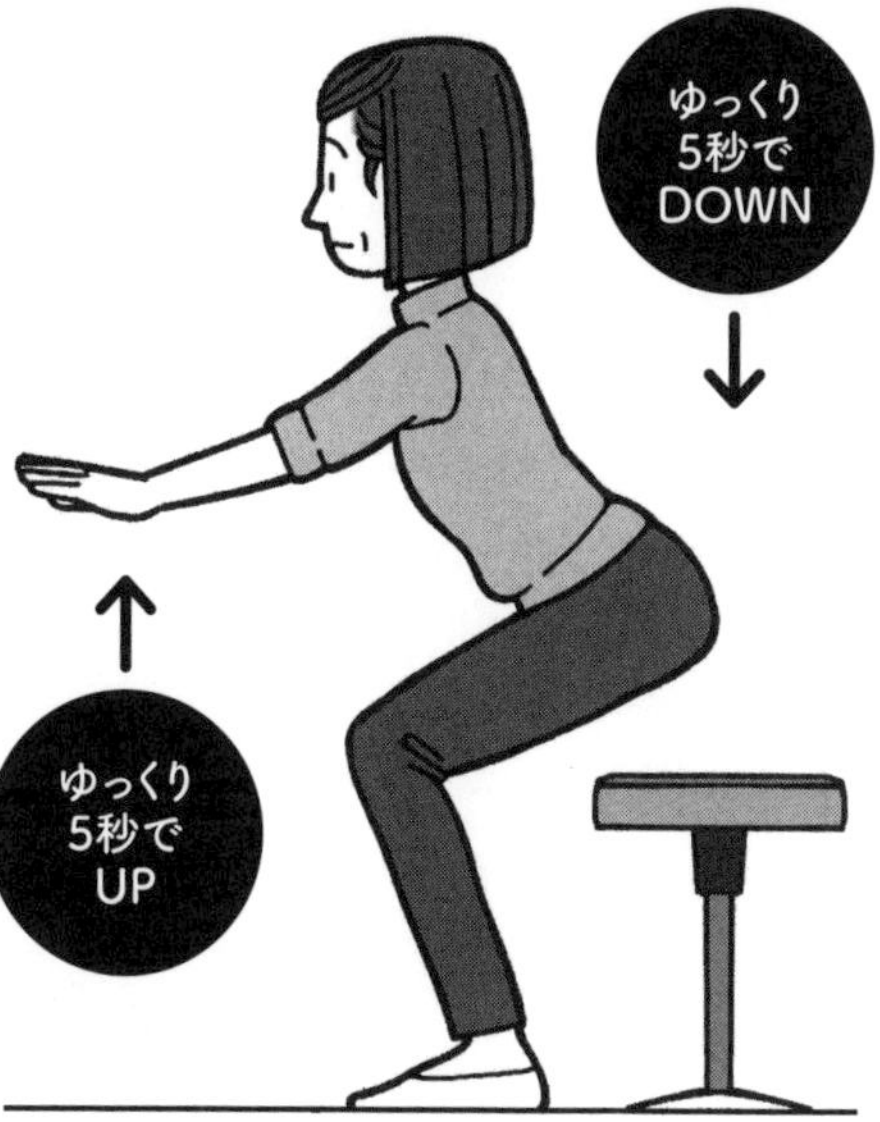
ゆっくり
5秒で
DOWN
ゆっくり
5秒で
UP

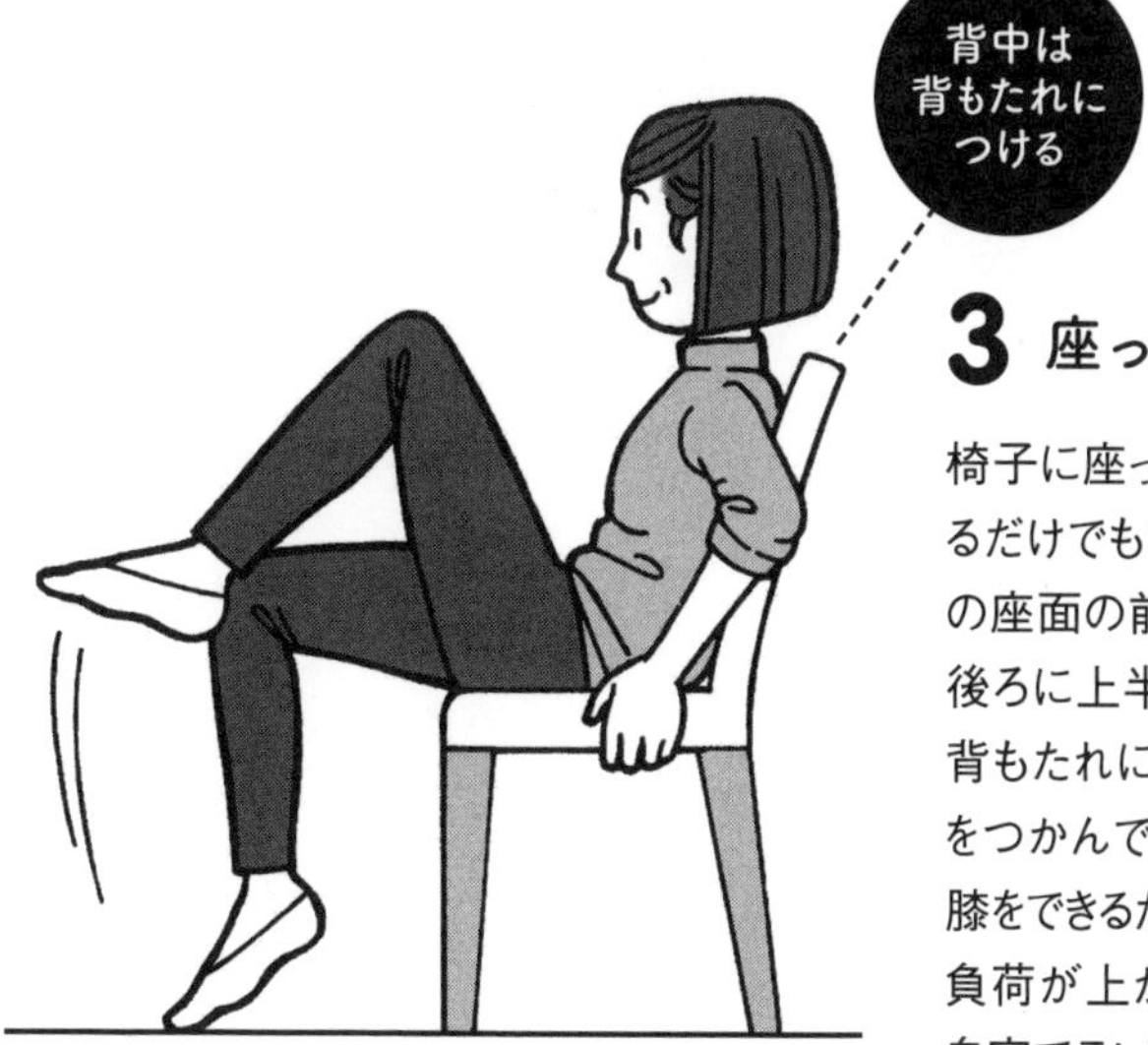
背中は
背もたれに
つける

3 座って足踏み体操

椅子に座ったまま、足踏みをするだけでもいい運動に。椅子の座面の前側に腰掛け、やや後ろに上半身を倒して背中を背もたれにつける。手で座面をつかんで、そのまま足踏み。膝をできるだけ高く上げるほど、負荷が上がってより効果的。自宅でテレビを見ながら、オフィスで休憩中に行おう。

4 1分間正座で「なんちゃって加圧トレ」

1分間正座をした後、両足をパッと前へ伸ばすだけの「なんちゃって加圧トレーニング」。一時的に筋肉と血管を圧迫し、一気にゆるめて血流をよくすることで、血管内の壁から血管を若返らせる「NO」の分泌が活性化! 冷え性の改善にも効果的。

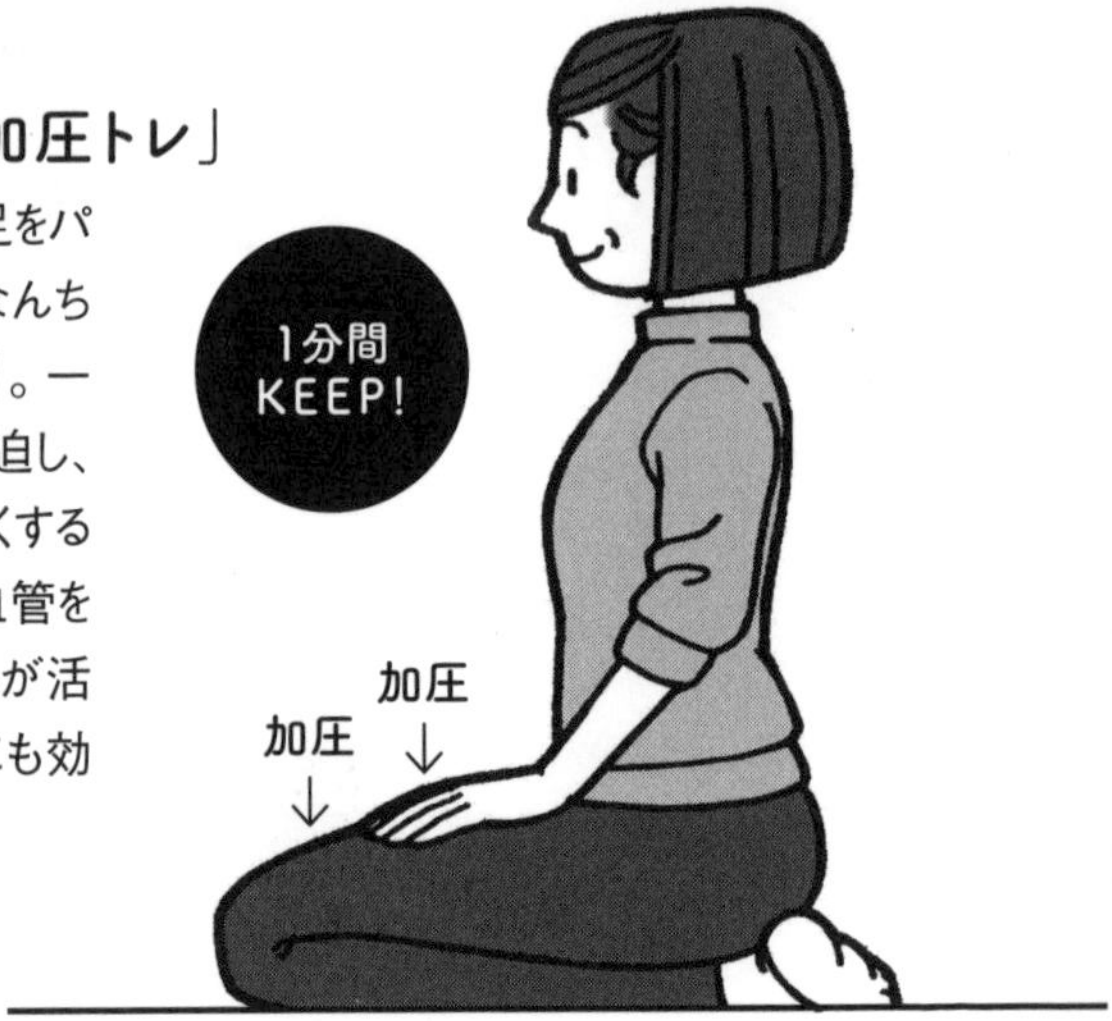

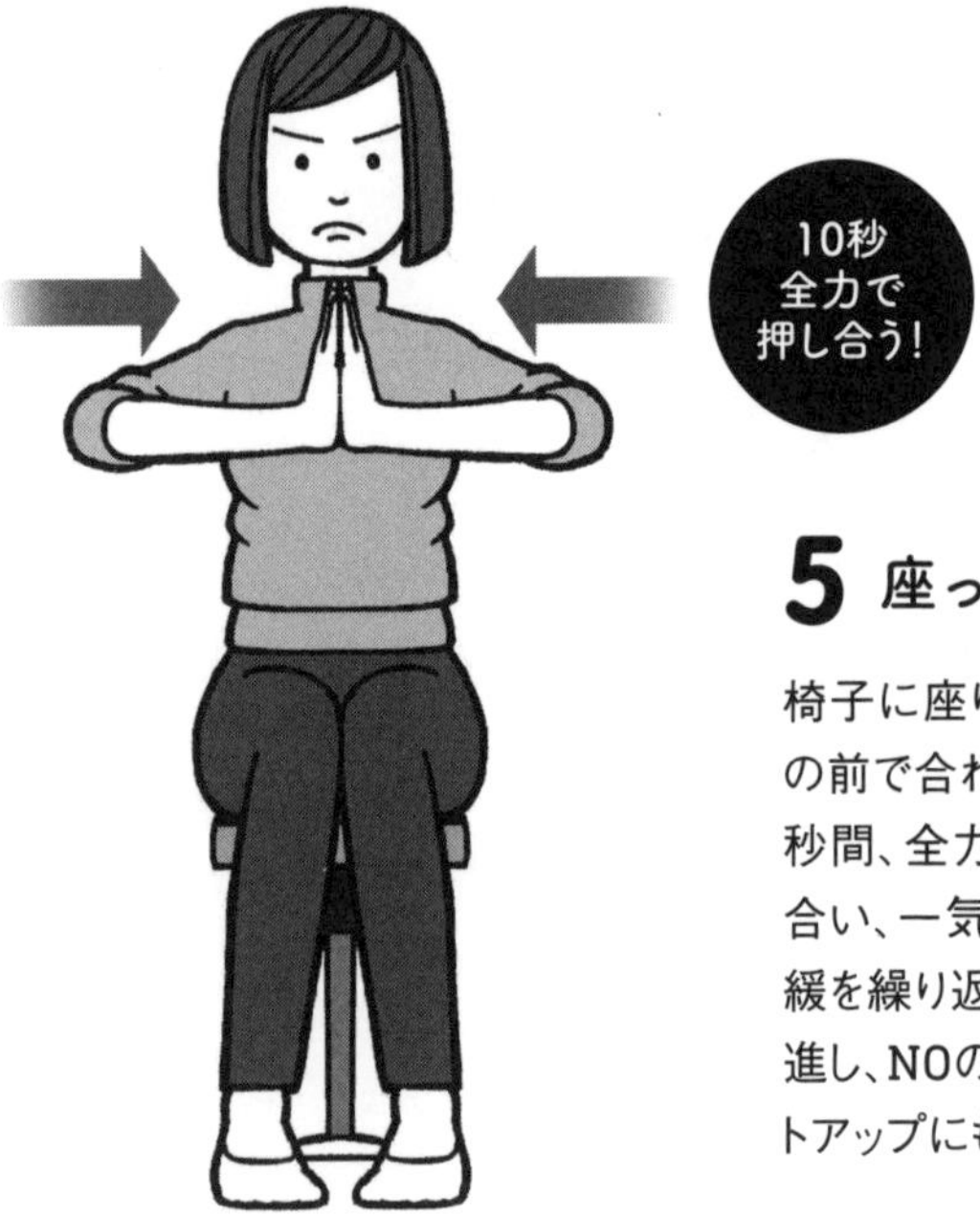

5 座って胸トレ体操

椅子に座り、両手のひらを胸の前で合わせて肘を張る。10秒間、全力で手のひらを押し合い、一気に脱力。緊張と弛緩を繰り返すことで血流を促進し、NOの分泌も促す。バストアップにも効果的。

6 コンビニジョギング

近所のコンビニやスーパーに行くときには歩いて行かず、負荷を少し上げたスロージョギングで行こう。歩く速さと同じぐらいのスピードで、ゆっくりと走るくらいで十分。たとえ2、3分でもいい運動に。

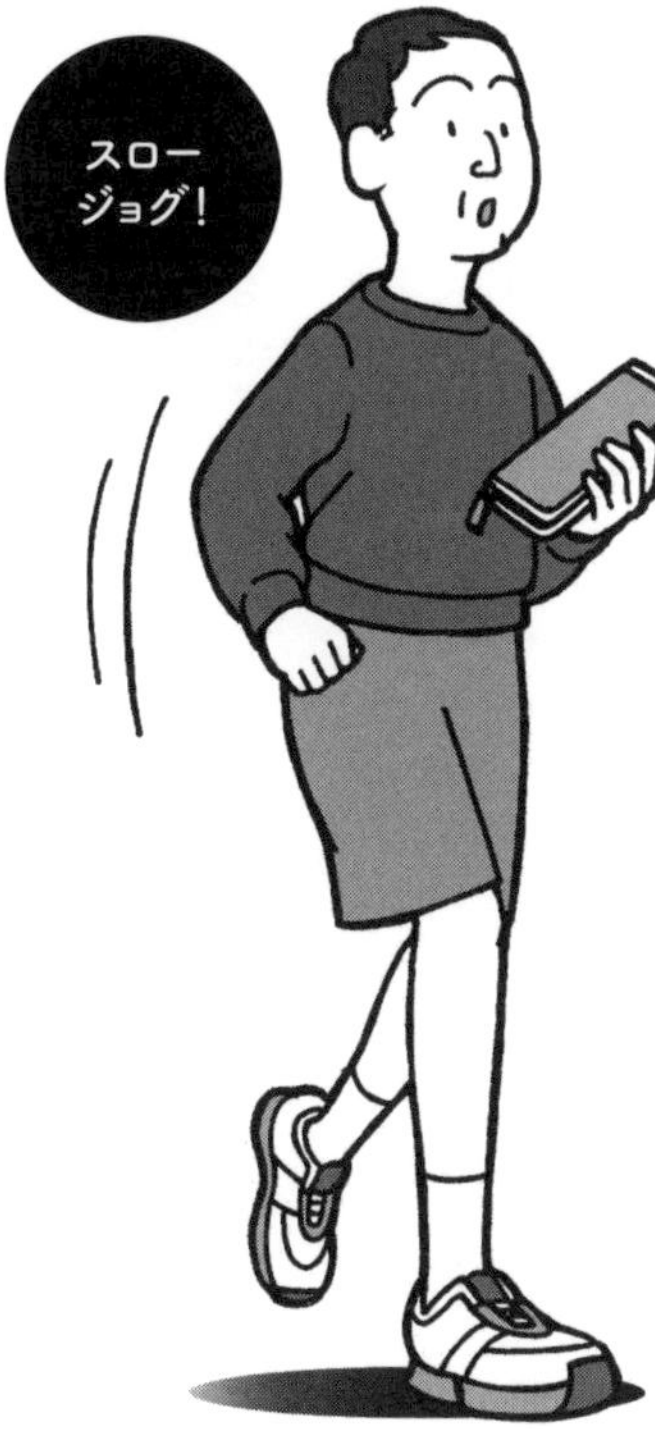

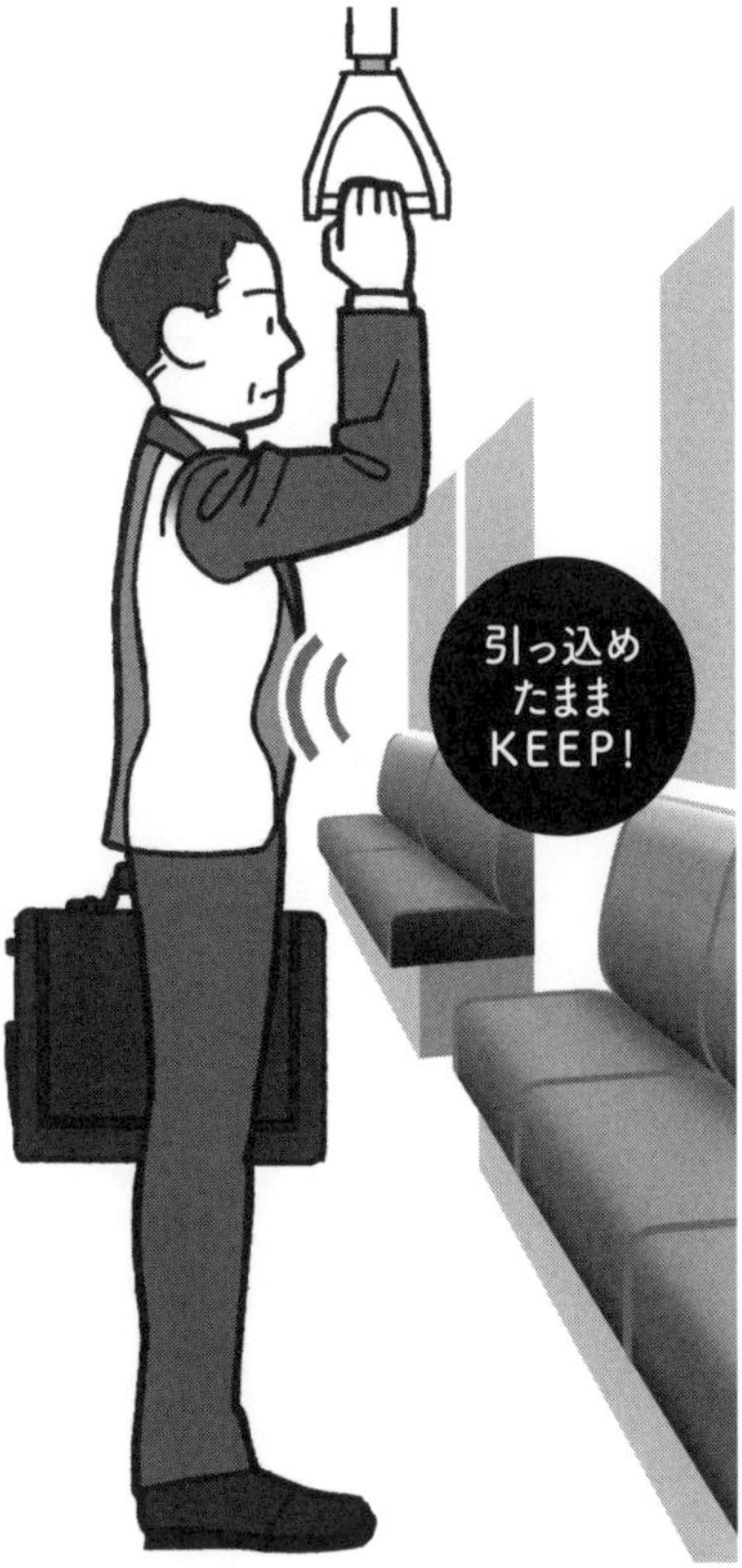

7 こっそり「ドローイン」でお腹引き締め

電車やバスで立っているときや信号待ちのときは、お腹をグッとへこませる「ドローイン」タイムに。コツは、息を吸い込むと同時にお腹を背中へ向けてへこませること。吐くときもへこませたままキープし、再び息を吸い込むときはさらにお腹をへこませることを意識して。見た目には気がつかないので、こっそり行える“ながら腹筋”。

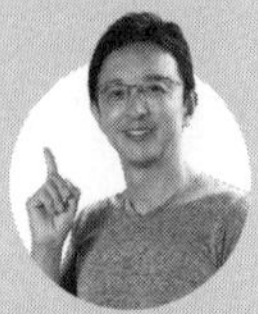

猫背改善でマイナス20歳

一瞬で若返った印象にスイッチ！

第1章でもお伝えした通り、猫背は周りの人に対して「私は老いています」と一目で分かるように発信してしまいます。

役者が老人の演技をするときには、猫背になってヨロヨロと歩く演技をしますね。

それほど「人が老いている」強力なサインとなるのが、猫背です。猫背は人間を小さくて、弱々しくて力ない様子に見せてしまうのです。

猫背になると、バランスを保つために首が前に倒れ、骨盤は後傾してくるので、ますます年寄りの印象が強くなるうえ、首や肩のこり、腰痛などが起こりやすくなります。

また、常に前かがみになることから、胃が圧迫されてしまうため、胃酸が逆流しやすくなって「逆流性食道炎」のリスクも高まります。姿勢の悪さは、骨格だけでなく、内臓機能も低下させてしまうのです。

逆に言えば、いくつになってもスッと背筋が通った様子の人は、若々しく見えるもの。58ページのように、一瞬で見た目年齢を20歳、30歳若く見せてくれるのもまた、姿勢です。

猫背の原因は、長時間座り続ける生活と、加齢による筋肉の低下です。

デスクワークの場合には、1日のうち6〜8時間は少なくとも座っていることになります。デスクワーカーのほとんどはパソコン作業が業務のほとんどを占めていると思います。

常に腕を前に出す姿勢をとることから肩は内側に丸まり、気がつかないうちに首は前傾して「ストレートネック」になってしまっている人は非常に多いのです。首と肩が前に出ていれば、自然と背中もひっぱられて猫背になる、というわけです。

さらにこの状態から加齢による筋力の低下が加わると、猫背に拍車がかかります。

背中の筋肉が弱くなって上半身がさらに支えられなくなってくるためです。
最近では、スマホを長時間使うことでストレートネックになる人が多いので、「スマホ首」とも言われています。

パソコンの位置は、背中が丸まらないように画面の高さを調整することをおすすめします。

ノートパソコンの場合はパソコンスタンドを使ったり、デスクトップの場合は椅子の高さを低くして、背筋を伸ばした時の目線の高さに画面が来るように調整するといいですね。

「私は違う！　姿勢はいいはずだ」という猫背の人は結構多く、自分では気がつかないケースもよく見られます。次の猫背チェックをぜひお試しください。

あなたは大丈夫?

無自覚の猫背チェック

一つでも当てはまる人は、猫背や前肩、ストレートネックの可能性あり。次ページからの猫背改善体操をぜひお試しください。気持ちよくて効果も抜群です。

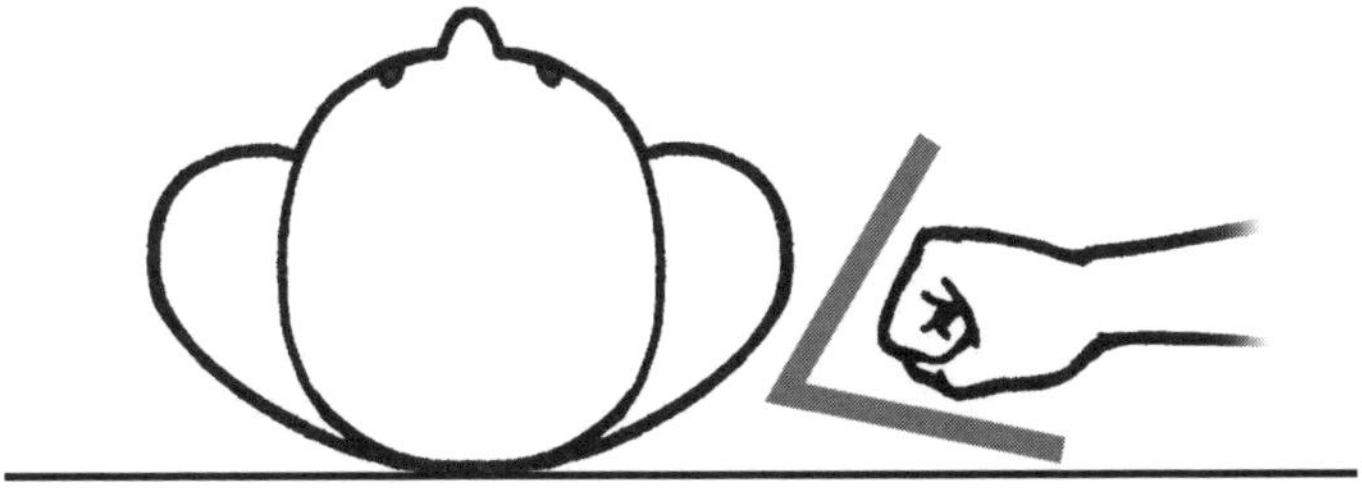

- □壁に頭の後ろと肩をつけてまっすぐに立ったとき、肩と壁の間にこぶしが1つ入る
- □頭が重い、もしくは頭痛がよくある
- □首こり、肩こりがある
- □手がしびれる
- □胸が重苦しい
- □気分が落ち込むことが多い
- □お腹がポッコリ出ている
- □胃もたれすることがよくある

自宅でカンタン、気持ちいい!

池谷式猫背改善体操

仕事や家事の合間に、一日に何度でも行いましょう。日ごろあまり動かさない肩や背中を動かすことで、気分もリフレッシュされるので、ストレス解消にもなります。

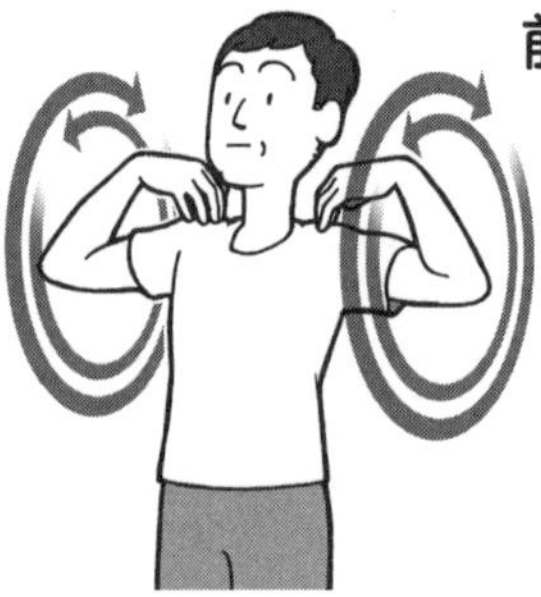

前肩改善体操

両手の指先を肩先へつけ、顔をやや上へ向ける。肘を大きく前回し。肩甲骨から大きくゆっくりと動かそう。10回行ったら、後ろ回しも10回行う。

ボートこぎ体操

1

背筋を伸ばして座る。お腹をへこませ、ビルの5階ぐらいを見るイメージで顔をやや上へ向ける。斜め上へ腕を伸ばし、こぶしを握る。

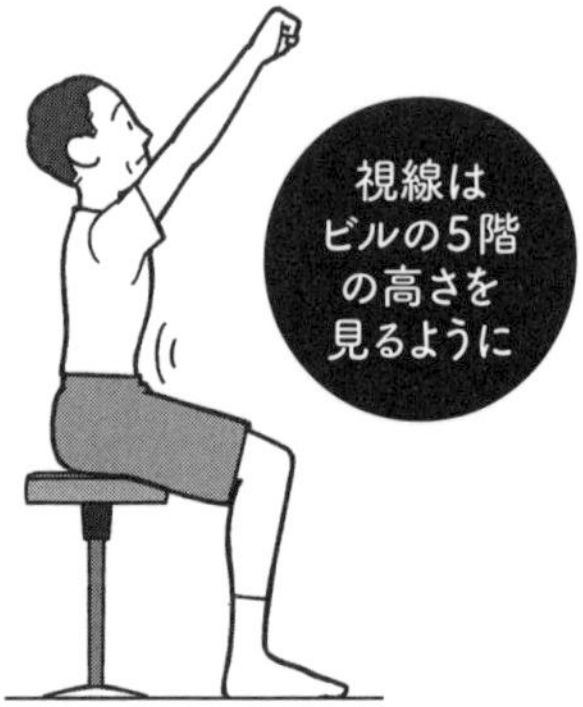
視線は
ビルの5階
の高さを
見るように

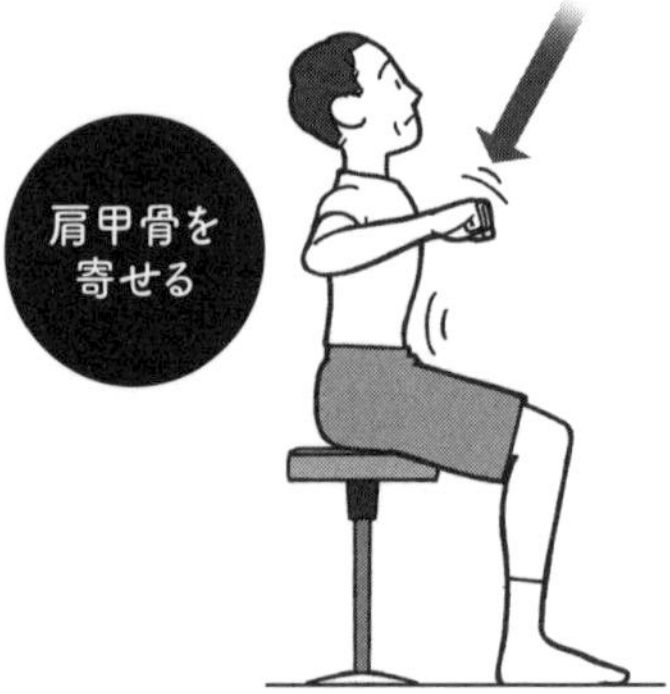
肩甲骨を
寄せる

2

ボートをこぐように肘を後ろへゆっくりと引き、肩甲骨の左右をできる限り寄せる。深くゆっくりと10回行う。

第4章

老化を止める生活習慣

老化を止めるためには、食事や運動のほか、
睡眠やストレス解消法などの生活習慣にも、
重要なポイントがあります。
私自身も実践している、
日々の「老いを止める」選択の積み重ねが、
アンチエイジングの分かれ道。
次から紹介する習慣を
ぜひ毎日の生活に取り入れてください。

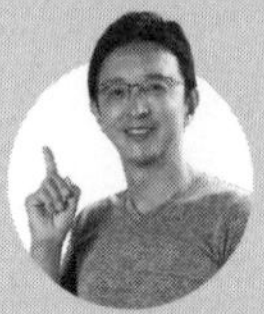

睡眠が、生活習慣病からあなたを守る

睡眠不足が血管にダメージを与えて、高血圧や認知症のリスクを高めたり、食欲コントロールを乱して肥満になりやすくするということは、第1章でお伝えした通りです。

また、**睡眠を促すホルモン「メラトニン」は糖代謝にも関与している可能性があり、この分泌が低下すると2型糖尿病発症のリスクが2・17倍も増大することが、ハーバード大学の研究で明らかにされています。**

メラトニンは睡眠中に3～5時間の連続した睡眠で分泌されるため、睡眠が小刻みになったり深く眠れていないと分泌が低下する恐れも。

睡眠の質の低下で、動脈硬化、高血圧、糖尿病といった生活習慣病のリスクが高まる危険性があるというわけです。

また、みなさんも経験があると思いますが――**睡眠不足のときは、顔が劇的に老け込みます。顔色が全体的にくすんで肌は荒れるし、目の下が青く落ちくぼんで、目には覇気がなくなります。**

眠くてイライラとするので、表情も険しくなって、眉間にしわがよって印象も悪くなります。声も小さく、背中も丸まって弱々しい印象になるなど、いいことが何もありません。

逆に、良質な睡眠をとることで、心身の疲労回復、脳のパフォーマンスアップ、血管の若さを維持して動脈硬化や高血圧を予防し、糖尿病のリスクを低減するなど、様々なメリットがあるわけです。

若々しさを維持するためには、良質な睡眠が欠かせません。

とはいえ、68ページでお伝えした通り、十分な睡眠がとれていない日本人は多いうえ、中高年になるとなかなか寝つけなくなったり、途中で目が覚めてしまったりするなど、睡眠の悩みも増えてきます。

そこで、次から中高年の安眠に役立つ、具体的な方法についてご紹介していきます。取り入れやすいものから、実践してみてください。

池谷式 老いない快眠メソッド① 【睡眠時間を最優先でスケジュールする】

忙しい時期、つい一番に削ってしまうのが睡眠時間、という人は多いようです。お気持ちは分かりますが、**医師の立場から言わせてもらうと「忙しいときほど、一番に十分な睡眠時間を1日のなかに最優先でスケジュールする」ことを習慣にしてほしいのです。**

先に睡眠時間を予定に入れ、余った時間で仕事をする、といったイメージです。

睡眠不足は脳のパフォーマンスを下げ、体力も気力も奪います。

その状態で多忙なタスクをこなしても、通常よりも時間がかかるし質も下がる可能性が高いでしょう。であれば、しっかりと睡眠をとり、脳によく働いてもらって体力も十分なほうが仕事は早く終わり、量もこなせるはずです。

過労による突然死は、睡眠不足とストレスで脳や心臓の血管に致命的なダメージを受けてしまうことが引き金になっています。また、睡眠不足でうつ病を発症するリスクが高まることも分かっています。

人生100年時代、長く元気に働き続けるためにも、睡眠時間の確保は最優先で行うことが賢明と言えるでしょう。

私も30代のころは2、3時間睡眠でフラフラになって仕事をしていた時期がありました。

その頃は血管年齢が実年齢よりも10歳も老けていて、体重も79kgと今より15kg以上太っていたので、内臓脂肪がたっぷりとついていました。

あのまま同じ生活を続けていたら、今頃は間違いなく動脈硬化を起こし、高血圧や心疾患を起こしていたことでしょう。糖尿病も併発していたかもしれません。

50代の今は、7時間しっかり眠っているので、昼間も元気ですし仕事も30代のこ

ろよりずっとはかどっている実感があります。ときどき、夜遅くまで仕事がずれ込みそうなときは、先に睡眠をとってリフレッシュしてから、早朝に起きて仕事をしています。睡眠後のほうが脳は良く働くものです。

仕事が立て込む時期や、小さなお子さんの育児で夜に十分な睡眠がどうしてもとれないときもあるでしょう。そんなときは、昼間に10分、15分の仮眠をとることをおすすめしています。

最近は、そうした短時間睡眠をとることを推奨する企業も出てきましたね。脳がすっきりとリフレッシュされるので、お試しください。

池谷式 老いない快眠メソッド② 【平日も週末も起きる時間は一定に】

「夜の寝つきが悪くて……」という患者さんには、私はいつも「朝、起きる時間を毎日同じに設定してください」とアドバイスしています。

寝つきが悪い人の場合は、起床から睡眠までの体内時計が乱れている可能性があります。そして、その体内時計をセットしなおすベストタイミングが、朝の起床時だからです。

人間は朝起きて太陽の光を浴びた時に、体内時計がセットされるようにできています。朝にセットされた起床時間に合わせて、体は眠りを誘うホルモンであるメラトニンを分泌しています。

そのため、朝起きる時間が遅くなると、当然ながらメラトニンの分泌されるタイミングも後ろへずれ込みます。起きる時間を決めず、コロコロと変わることで、体内時計は乱れていくのです。

特に多いのが、土日の朝寝坊。休みだからと、昼すぎまでのんびり寝てしまうと、体内時計が狂いやすく、睡眠のリズムが乱れてしまいます。月曜日の朝にぼんやりとしてしまう原因にもなります。

夜遅く寝た日も、決まった起床時間に一度がんばって起きるようにしましょう。どうしても眠い場合は、昼間に10〜15分の短めの昼寝をするといいでしょう。

週末の寝だめは、夜の寝つきが悪くなったり、仕事中に頭がぼんやりしたり、体がだるくて疲れやすくなるなど、後から大きなツケがやってきます。週の初めのパフォーマンスを著しく落としてしまうことを考えると、割に合わないといえますね。

そうはいっても布団の気持ちよさに誘惑されてなかなか起き出せない……という場合には、どうしても起きなくてはいけないない予定を起床時間に合わせて入れてしまうことをおすすめします。

私の場合は、

○「愛犬の世話をする」

○「家族の朝食の用意をする」

など、自分がやらないと誰かの迷惑になるタスクを入れることで、起床のモチベーションにしています。

池谷式 老いない快眠メソッド③ 【就寝2時間前からはものを食べない】

睡眠中は様々な臓器のリセットタイムです。

起きているあいだ、何度も消化・吸収という仕事をこなした胃も、睡眠中にさらに大きな仕事を行っています。

それが、就寝中の大蠕動。

就寝中にせっせと収縮を繰り返し、胃に残っていた小さな食べ物の残りカスや古い粘膜をこそぎ落として、胃の中をきれいにしているのです。

この働きで、翌朝は胃の中がすっきりきれいに片づいて、健全な空腹感を生じさせ、朝食を元気に消化したり、掃除をしたあとのゴミが便として排出されます。

健康な胃腸を保つための重要な働きが、睡眠中に行われているのです。

ところが、就寝前に何か食べて胃に内容物が残ってしまうと、胃は消化に働かなくてはいけなくなるため、大蠕動運動がストップしてしまいます。就寝中に消化で胃が酷使されるために胃の中はゴミだらけのまま朝を迎えるため、当然ながら健全な空腹感も得られません。

就寝の2時間前になったら、何か食べることは控えることをおすすめします。

池谷式 老いない快眠メソッド④ 【枕は寝返りが打ちやすい高さに】

健康な睡眠において、寝返りは自然と起こるもの。一晩のうちに20〜30回、寝返りを打つといわれており、このときに動きを邪魔しないことも、安眠のポイントになります。

眠りが浅いと訴える人には、高すぎる枕や、頭が沈み込んで固定されやすい低反発枕を使っているケースがよく見られます。こうした枕は、寝返りの邪魔をしてしまうのと、首や肩の筋肉が緊張してしまうことがあります。そこから血圧が上昇しやすくなることも。

もし、眠りに問題がある場合には、枕を見直すことも一案です。

私は寝返りが打ちやすい、低めの枕を推奨しています。新品のバスマットやバスタオルを蛇腹に折って、４㎝程度の高さに調整したものでもよいでしょう。仰向けになってその上に頭を乗せて寝たときに、首や頭に圧迫感がなくて寝返りがラクに打てたらＯＫです。

池谷式 老いない快眠メソッド⑤【寝る直前の水分は控える】

診察室で「眠る前には血液がドロドロにならないように、コップ一杯の水を飲んでいます」と言う方がときどきいらっしゃいます。そして、そういう方のほとんどが、夜中に数回、トイレで目を覚ましてしまっているのです。

私はそういう方には「血がドロドロになるよりも、深い睡眠が得られないほうが体に悪いですよ」とお伝えしています。尿意で睡眠が浅くなることもありますが、夜中にトイレに行く途中で寝ぼけて転倒したり、寒い冬の温度差で血圧がスパイクを起こして倒れてしまうリスクも高まってしまいます。

就寝中に汗をかいて水分が失われるのは事実ですが、体に害が出るほどの脱水には至らないので、安心してください。私たちの体には「ホメオスタシス（恒常性）」という働きがあり、血液中の水分量も一定に保たれています。

もちろん、のどが渇いているのであれば飲んでもかまいませんが、渇きをいやす程度の量に控えたほうが、睡眠の邪魔にはなりません。

コップ一杯の水を飲むなら、朝起きたときがいいでしょう。

池谷式 老いない快眠メソッド⑥【「快眠体操」で深部体温をクールダウン】

人は体の内側の体温「深部体温」が下がって、逆に手足や顔などの表面の体温が上がったときに、深い眠気を感じるようにできています。

手足が冷えているとなかなか眠れないのは、そのため。

そこで、私が考案した、心地よい眠気を生む、簡単な体操を次にご紹介しましょう。収縮と弛緩を交互に行うことで、体の内側にたまっていた血液が手足にも流れ出し、深部体温がスーッと下がります。

これを眠る前に2～3回繰り返すことで、、自然と心地よい眠気が得られるでしょう。

池谷式快眠体操

血流を促進し、深部体温を下げることで快眠を促します。毎日の就寝前の習慣に。

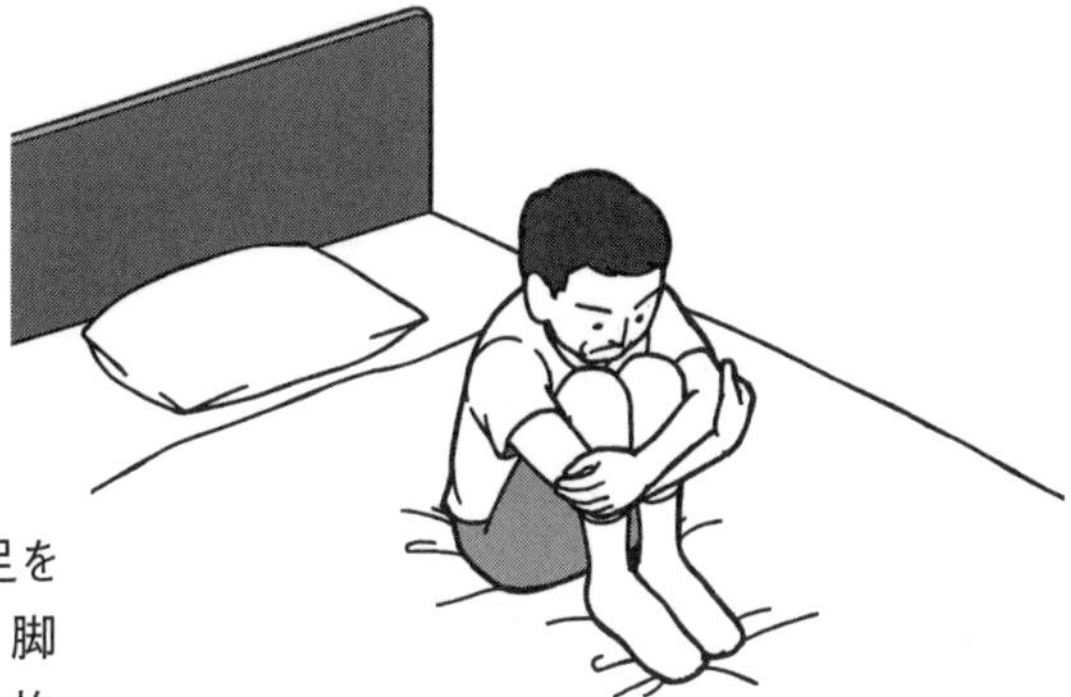

1

布団の上で両足を抱えて体育座り。脚をギューッと20秒抱え込む。

2

一気に手足を広げて布団の上で大の字に。全身の力を抜いてリラックス。

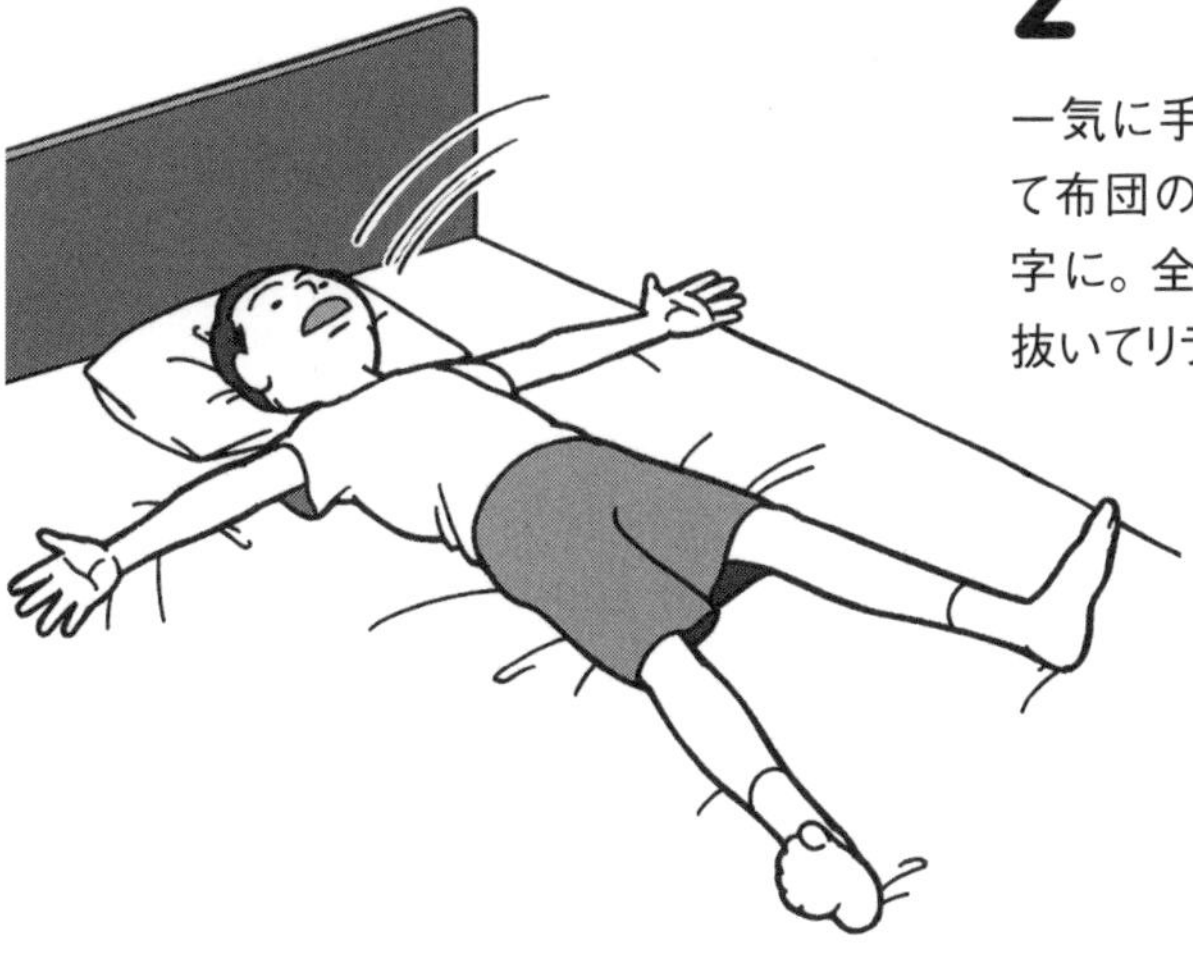

中高年は要注意！　睡眠時無呼吸症候群

中高年の睡眠について、ぜひお伝えしておきたいのが「睡眠時無呼吸症候群」のことです。睡眠中に呼吸が繰り返し止まってしまい、深い睡眠が得られない病気のことです。

年々患者数は増えており、有病率は男性で3～7％、女性で2～5％と言われており、40～50代で発症することが多くあります（厚生労働省調べ）。

特に、肥満していたり、あごが小さく後退している人に発症しやすく、上気道の通り道が狭くなることが原因と指摘されています。

加齢に伴って首周りに脂肪がつくとリスクが高まるため、中高年になってから増えてきます。

十分な睡眠時間をとっても寝足りない、昼間に強い眠気が起こる、いびきをかく、集中力の低下といったことが思い当たる人は要注意。

夜間に酸欠状態になることから動脈硬化が進んだり、高血圧や糖尿病が悪化するといった指摘もあります。そのため、睡眠時無呼吸症候群を発症してから数年後に突然死するケースも。

最近では、専門クリニックも増えてきたので、もし心当たりがある場合には、一度検査を受けることをおすすめします。

150ページでお伝えした、適切な高さの枕で改善されることもありますので、ぜひお試しください。

「不眠もどき」に要注意

先にもお伝えした通り、中高年になると「眠れない」「眠りが浅い」といった訴えが増えてきます。

そして、病院でそうした訴えをする患者さんに対して、あっさりと睡眠導入剤が処方されることはめずらしくありません。

しかし、私はそうした患者さんたちに対しては、すぐに薬を出すことはありません。まずは、次のような質問をします。

「コーヒーや緑茶を毎日どれぐらい飲んでいますか？」

「朝起きる時間は何時ですか？　何時に寝ていますか？」

「昼寝はしますか？　何時にどれぐらいしていますか？」

「1日どれぐらい体を動かしますか？」

この質問に答えているあいだに、だんだん患者さん自身にも、眠れない原因が分かってくるようです。

コーヒーや紅茶、緑茶でカフェインを摂りすぎていたり、就寝・起床時間が乱れていたり、昼寝をしすぎていたり、昼間の活動量が少なかったり――

そうしたことが複合的に原因になっていることが多々あります。

これらに当てはまらない場合は、次の質問をします。

「眠れなかった次の日、昼間に眠気やだるさはありますか？」

特に当てはまらない場合は、睡眠が足りているということ。たとえ前日に6時間しか眠っていなくても、睡眠中に何度か目が覚めたりしても、翌日に元気なら問題ありません。

人間は加齢にしたがって、睡眠時間が短く変化するものです。健康な方でも、一晩に1、2回目が覚めたり、早朝に覚醒したりすることが増えてきます。それは、自然な加齢変化です。

次ページのグラフ5をご覧ください。

20代と比べると、70代のトータルの睡眠時間は1時間も短くなって6時間弱になり、さらに脳が休息する深い睡眠状態を指す「ノンレム睡眠」は3分の1以下になっています。

「20〜30代のころは、8時間連続してぐっすり眠れたのに、今はとぎれとぎれに6時間睡眠なんです」という高齢者の方もいますが、それは自然な変化によるものだということが、よく分かります。

たとえ睡眠時間が5時間でも、6時間でも、昼間の活動に支障がなければ心配は

グラフ5 加齢するほど睡眠時間は短く変化する

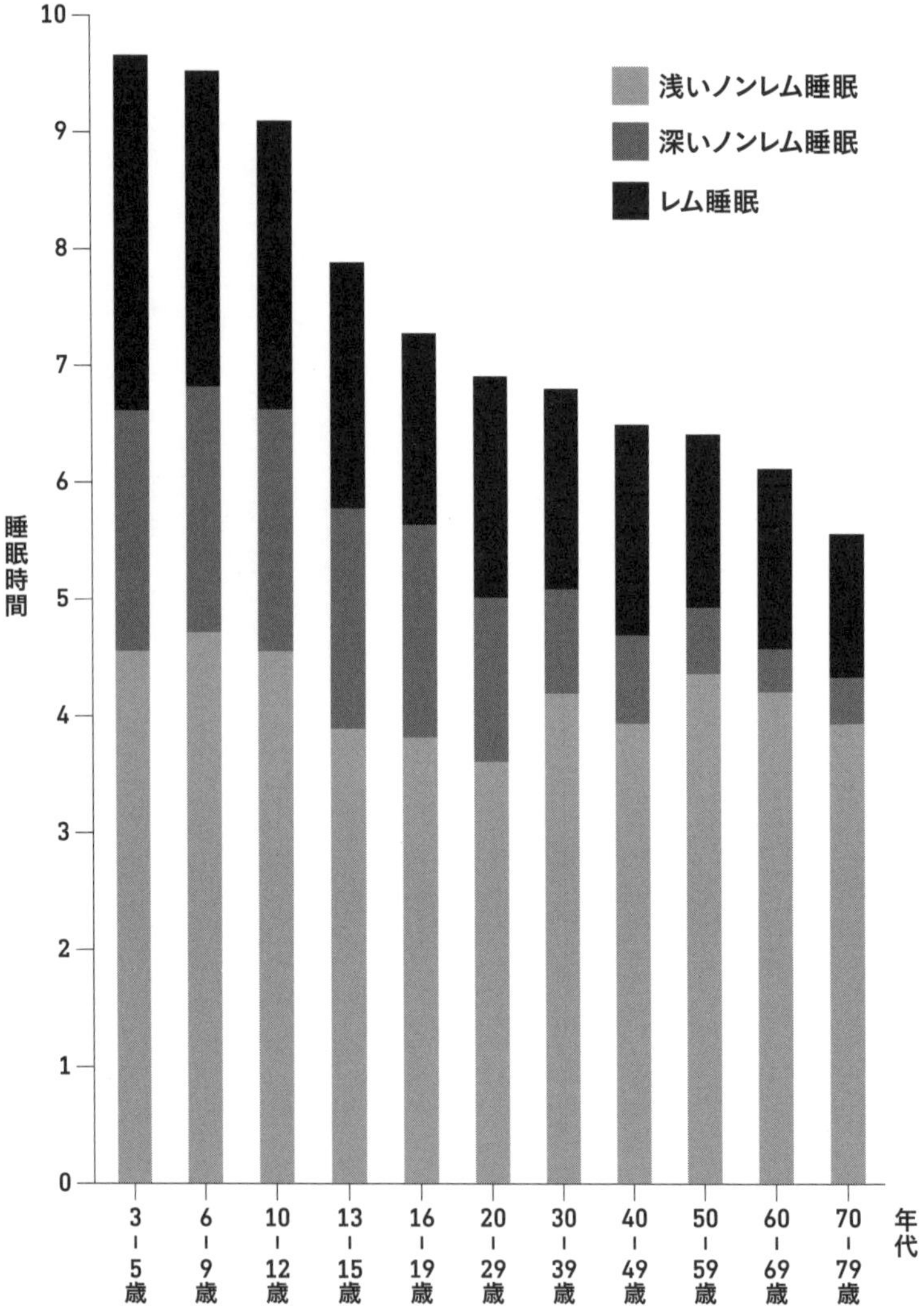

出典:精神医学「高齢者・認知症患者の睡眠障害と治療上の留意点」(49:501-510,2007)
※レム睡眠:脳が動いている状態
※ノンレム睡眠:脳が休息している状態

要りません。

「寝つけなくてつらい」「早朝に目が覚めてしまう」という場合は、眠くなるまで寝床に入らず、朝はダラダラと床で過ごさずに、早めに起床することを一度実践してみてください。

睡眠時間が短く済むなんて得した、とポジティブにとらえて、早朝の散歩や読書を楽しんでみてはいかがでしょうか。

朝からしっかり活動すれば、夜は自然な眠気が現れて寝つきが良くなり、良質な睡眠が得られるので、一石二鳥です。

「眠れる薬」で老化が進むことも

先にお伝えした通り、「眠れないんです」と病院で訴えると、睡眠薬や抗不安薬が処方されることがあります。

私は先のような慎重な問診や生活改善をする前に、安易にこうした薬に頼ることはおすすめしていません。

私も眠れないと訴える患者さんへ睡眠薬を処方していた時代もありましたが、服用した患者さんがいつもぼんやりとしたままだったり、急に老け込んでしまったりしたケースがあったために、思い切って200人以上の患者さんの安定剤の処方を一度中止して、生活改善の指導を行いました。

中には、突然目つきが変わって「薬を出して！　先生のイジワル！」とこちらを責めてくる方もいました。おそらく、睡眠薬の依存症になっていたのでしょう。その方は何年も通ってくれていた患者さんでしたが、他院へ転院してしまいました。

一方で、無事に減薬や中止ができた患者さんたちには、素晴らしい変化が現れました。目つきがしっかりしてきて、無表情かぼんやりとしていた表情は明るく変わり、言葉も増え、驚くほど若返ったのです。

睡眠薬を服用していたころは足元がおぼつかなくて、診察室までヨロヨロと時間をかけて入ってきていたある人は、服用を中止してからはスタスタとしっかりした足取りで入ってくるようになりました。

つい先日も、**他院で睡眠薬を長年服用していた、車椅子の80代女性が、当院の治療で服用を中止してからしばらくして立ち上がれるようになり、自力で歩行ができるようになりました。**

さらに、来院当初は何もしゃべらずにぼんやりとしていたのが、今では診察室にお孫さんも連れてきてくれて、にぎやかなおしゃべりを楽しんでいます。今ではすっかり家族の中心的存在になっていると聞きました。

無事に服用を中止できた方には、こうした劇的な変化が数多く見受けられます。というのも、**睡眠薬の副作用には、思考能力や意欲の低下などがあり、長期間の服用で、まるで廃人のようになってしまうこともあるからです。**

夜に服用した睡眠薬の薬効が、朝起きてからも持続してしまい、1日中うつらうつらとした状態になってしまっているのです。

睡眠薬を服用した高齢者の転倒もよく耳にします。眠気を引きずったまま生活しているので、当然ながら運動能力も低下してしまっているため、転倒しやすくなります。転倒して骨折をしてしまい、そのまま寝たきりになるケースもなかにはあります。

もちろん、本当に睡眠薬が必要な症例もあります。

しかし、私は先の80代女性のように、必要がないと診断したときには、食事や運動を中心とした生活習慣の実践で、少しずつ睡眠薬を減らすことから始め、徐々に卒業できるように一緒にがんばってもらっています。

時には、依存性の少ない漢方薬に切り替えることもあります。


ただ「睡眠薬を止めなさい」といっても、依存してしまっている患者さんには酷ですから、少しずつ切り替えられるように他の方法を取り入れながらアプローチすることが大切です。


睡眠薬の処方は10秒で終わりますが、生活改善の指導には10分かかります。だから、私には安易に思えるような睡眠薬の処方が後を絶ちません。気軽に飲むには、睡眠薬は依存性が強すぎるのです。

20代、30代の若い世代の人たちにも、睡眠薬依存に陥っている人が少なくありません。そうした方々にも、同じアプローチで依存から抜け出すお手伝いをしています。元気いっぱいの時期なのに、昼間にボーっとしているなんて人生大損ですよ、とお話しています。

良い眠りを得るための薬が、多くの方の老化を早めているように思えてなりません。**私は、まずは生活指導を行い、患者さんの健全な体の働きを取り戻してもらうことこそが、医療だと思っています。**

本書を手に取っていただいたみなさんには、薬に頼る前に、ぜひ最初に生活習慣の見直しをしてもらいたいと思います。

薬に頼るのは、最終手段です。

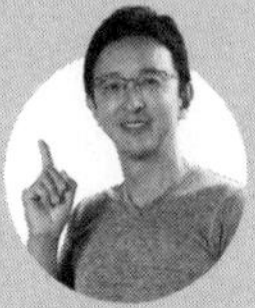

老いを止める入浴

入浴は血管若返りのチャンス

体を温める入浴は、血流をよくして血管を若々しくする効果が期待できます。

湯船につかると、血管が拡張して内側の壁から血管をケアする物質、一酸化窒素（ＮＯ）の分泌が促進されるため、「老いを止める」効果的な習慣になります。

また、入浴習慣があると、夜間の血圧を低下させることが分かっています。心疾患予防のためにも、湯船につかることが役立つということです。

私のおすすめする入浴のベストタイミングは、就寝2時間前。

体を温めると体表面の血流が良くなり、入浴後はその体表面から熱が徐々に放出されて、深部体温がゆっくりと下がります。

その過程で、自然な眠気が促されるのです。

湯船の温度は、血管にも肌にも刺激が少ない、38〜41度に設定してください。**お湯の温度が熱すぎると、末梢血管の収縮が起きて、血圧が急上昇する「驚愕反応」が起きやすくなります。**

42度以上のお湯は、体を戦闘状態にするホルモン「アドレナリン」が分泌され、その影響でさらに血圧を上昇させます。

冬場は特に急な温度変化で、脳梗塞や心筋梗塞を起こすケースが多いので、くれぐれも注意してください。

洗面所に暖房器具を設置したり、服を脱ぐ前に洗い場の床や壁面をシャワーのお湯で温めておくことも忘れずに。

入浴の際も、いきなりザブンと入ると血圧を高くするのでNGです。

息を吐きながら、ゆっくりと湯船に身を沈め、体を慣らしていきましょう。

そのときに「**はぁ〜**」**とオヤジっぽく声を出すと、体の緊張がすみやかにほぐれ**

て血圧の上昇を防ぐ効果がありますので、お試しを。

10～15分ほど湯船につかって体が温まったら、ゆっくりと湯船から出るようにします。**頭を低く保って、腰と脚も伸ばし切らずに曲げたまま、年寄りっぽくゆっくりと湯船から出ましょう。**

いきなりザーッと湯船から出ることは、間違ってもしないでください。貧血を起こして、硬い床のお風呂場で転倒をすると、思わぬ大けがをすることがあります。

池谷式血管マッサージ入浴法

血管をマッサージしてしなやかさを保つ入浴法。血圧も穏やかに保ち、安眠効果も期待できます。

入浴前に必ず行おう！

冬場は事前に脱衣所に暖房機を置き、浴室はシャワーで床や壁を温めておく。浴槽のお湯の温度は38度のぬるめに設定して、血圧の上昇を予防!

1

みぞおちの下までゆっくりとつかりながら、息を吐き出し、脱力する。つかる時間は10 〜 15 分 以 内に。

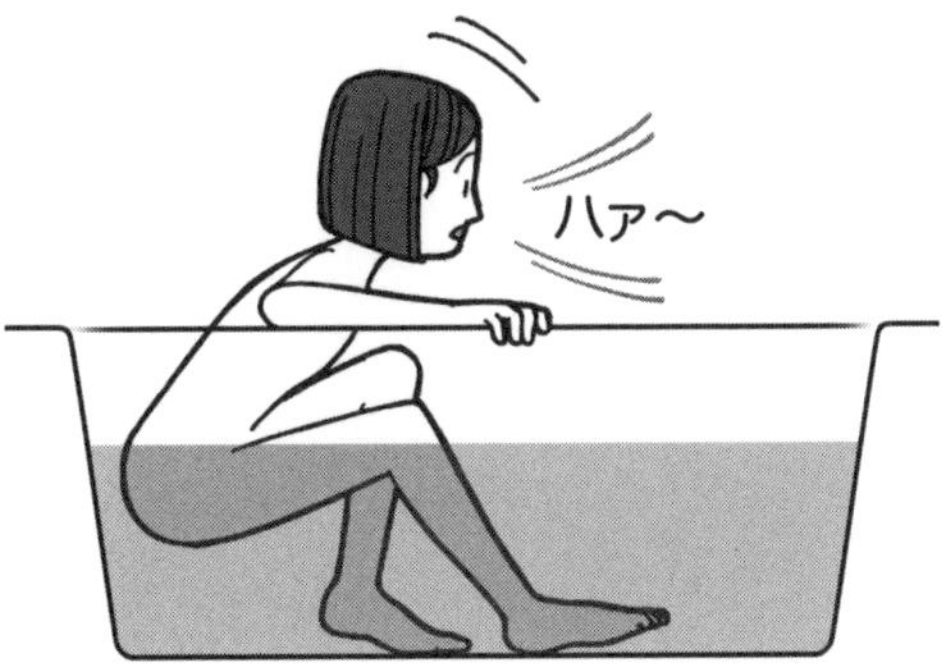

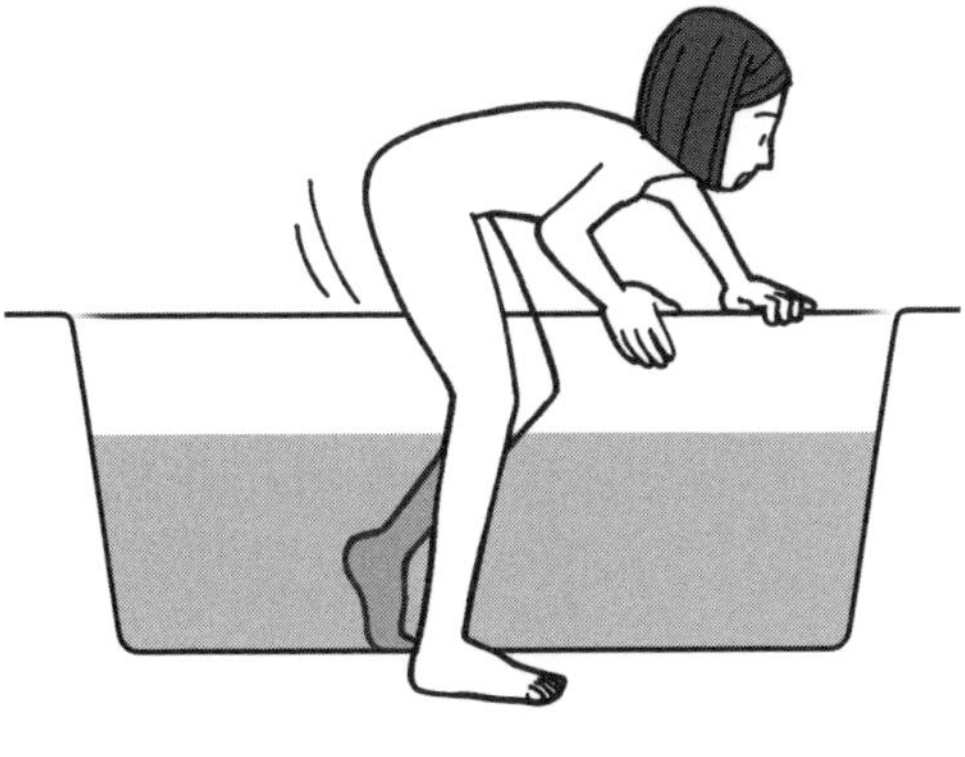

2

出るときは急に立ち上がらず、頭を低く保ちながら膝と腰を曲げたままゆっくりと出る。

ダイエット&美肌効果を生む入浴法

入浴タイムをフィットネスタイムにすれば、血行促進と同時に脂肪燃焼にもなるので、一石二鳥。若さ維持の良い習慣になります。

私のおすすめは「自転車こぎ体操」。湯船のふちを手でつかみ、そのまま自転車をこぐように脚をグルグルと動かします。湯船の水圧がほどよい負荷になって、下半身の効果的なトレーニングになります。

あまり長くやりすぎると、のぼせてしまうので、休み休み行いましょう。1分脚を動かしたら30秒休憩し、これを3回繰り返します。

ただし、動悸がしてきたらすぐに中止しましょう。また、高血圧の人、お風呂でのぼせやすい人も避けてください。

自転車こぎ体操の後は、脚の指をグーパーして、末端の血管までしっかりストレッチ。冷え性の改善にも効果的です。

入浴ついでの「自転車こぎ体操」で脂肪燃焼！

1

湯船で足を伸ばして座り、お風呂のふちを両手でつかんで体を安定させる。自転車をこぐようにして、脚を勢い良く動かす。背筋が曲がらないように注意。1分動かしたら、30秒休む。これを3回繰り返す。

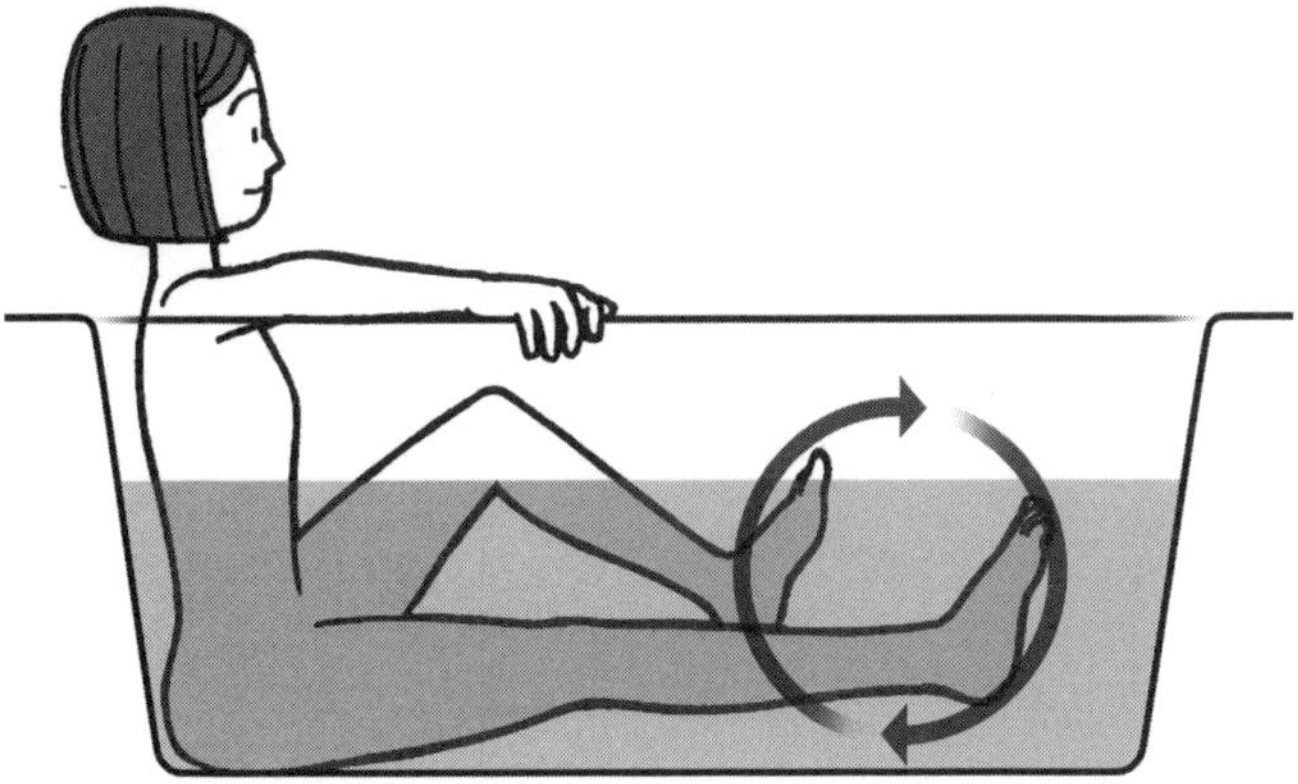

2

仕上げに足の指をグーパーと10回動かしてストレッチする。

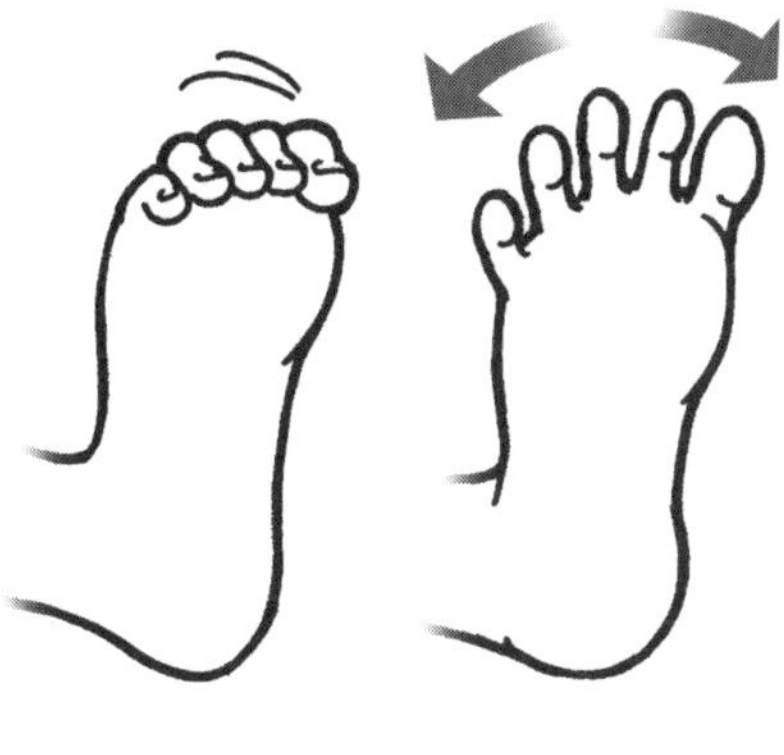

シャワーの時は「プチゾンビ体操」で血流アップ！

夏場は暑くて湯船につかる気になれない……という人は、シャワーとゾンビ体操の組み合わせがベストです。128ページでお伝えした、超効率的に脂肪燃焼&血流促進するエクササイズ「ゾンビ体操」の簡易版です。

夏は暑いから運動のモチベーションが下がりますし、汗をかくのもいや……という人が少なくありません。そんな人にも、脱衣所でゾンビ体操をして、そのままシャワーを浴びれば、即サッパリ！できるので不快感もなく、気持ちよく運動ができます。

1～3分ほど洗面所でゾンビ体操を行えば、十分に血管は広がり、血流がよくなります。そこで、シャワーを浴びれば、水圧の刺激で全身の血流がさらに促進されて、血管の若返り成分であるNOの分泌も活性化されます。

寝る前に行えば、布団へ入る頃には深部体温も程よく下がり、入眠しやすくなりますし、夏場のエアコンによる冷え性の改善にも効果が期待できます。

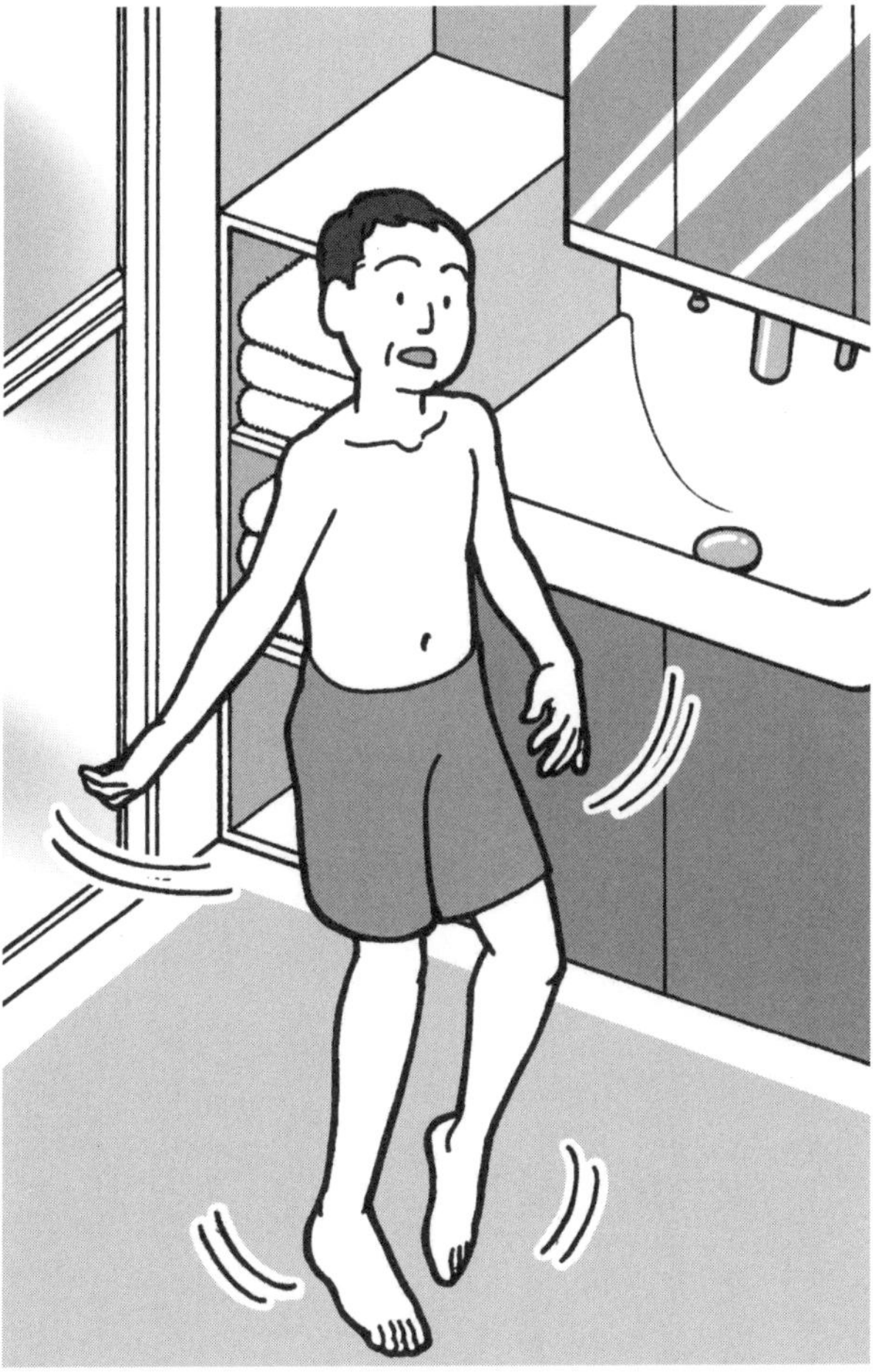

夏場のシャワーの前には、脱衣所で1〜3分ほどゾンビ体操。その場で足踏み、もしくは軽くジョギングをしながら、足の動きに合わせて両肩をブラブラと動かす。

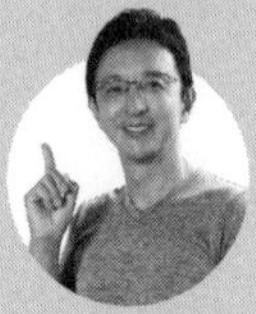

「洗いすぎ」で肌老化が加速する

肌のかゆみを訴える中高年患者さんは多く、特に乾燥する冬場になると増えてきます。高齢者の方の場合は、さらに乾燥が悪化していて、粉を吹いたようになってしまっている人も少なくありません。

そういう方の肌をよく見ると、乾燥しているというよりも、小さな傷がたくさんついていることがよくあります。この原因の多くが、入浴時の洗いすぎです。

洗浄力の強いボディソープをたっぷりと入浴用のナイロンタオルで泡立てて、ごしごしと洗っている人の肌は、決まって粉をふいたようになっています。

皮膚は自前の保湿成分で乾燥から身を守っているのですが、それを無理やりこすって落としすぎてしまうと、乾燥やしわなど老化がどんどん進んでしまいます。

顔も体も、1日1回以上、洗浄剤でごしごしこする必要はありません。よっぽど汚れるようなことをすれば別ですが、普通の生活をしているぐらいの体の汚れはお湯で十分に落ちますし、肌の保湿成分も落ちすぎることがないので、安心です。

私は脇の下や胸、足、股の間など、汚れやすいところだけ石けんを使い、あとはシャワーのお湯で流すだけです。

ナイロンタオルは肌を傷つけるので使っていません。洗う時は、たいてい手を使って、やさしくなで洗いです。

その方法で、見た目も十分きれいになりますし、ニオイが気になることもありません。問題なく、清潔を保てます。

顔は、普段は日焼け止めを塗っているので、それを落とすために夜は洗顔せっけんを使って軽く洗っています。朝はお湯でさっと流すだけです。

入浴後は、体にも顔にも保湿剤をしっかり塗って、乾燥を防ぎます。私は乾燥肌なので、保湿は気をつけて行っています。

特に乾燥が気にならない場合は、保湿剤は使わなくてもいいでしょう。気になるときに気になる部分だけに使えばよいと思います。

日焼けは全力で防備する

肌の老化を加速するのは、第1章でお伝えしたとおり、糖化や酸化による血管の老化。

そして、前ページのような洗浄剤による洗いすぎ。

もう一つは、紫外線です。

紫外線による肌老化は誰もがご存じの通りでしょう。**日焼けは短期的には肌表面に乾燥やしみをつくり、長期的には肌の深部にダメージを与えてしわやたるみの原因になります。**

多くの女性たちは、日焼け止めやファンデーションで顔や体をカバーし、さらに日傘や帽子でしっかり対策していますね。ところが、多くの男性は、日焼け止めには無関心なことが多いようです。

私はゴルフが趣味なのですが、男性陣でゴルフ場に行くと、みなさん着替えをしたらさっさとロッカーから出ていきます。一方、私はたいてい、最初に準備をはじめて、最後に出るタイプ。何に時間をかけているのかというと、がっつり日焼け止めを塗っているのです。

顔にもたっぷりと「スケキヨですか？」というくらい日焼け止めクリームをのせ、丁寧に塗り伸ばします。日焼け止めクリームは白い色がついているので、目立たないところまで丁寧に伸ばすのに、結構時間がかかるのです（ちなみにスケキヨとは……横溝正史《よこみぞせいし》の『犬神家の一族』に出てくる、白いゴムマスクをかぶったキャラクターです）。

通常の日も朝は日焼け止めクリームを少量塗ることを習慣にしています。

ちなみに、モナコのLancaster-Coty社国際研究開発センターの発表によると、

①強い日差しのもとで長時間を過ごす場合は、その効果の強さを現すSPF値の高いものを選ぶこと

②日焼け止め製品は、まんべんなく慎重に塗布すること

この二つのポイントが大切、とあります。

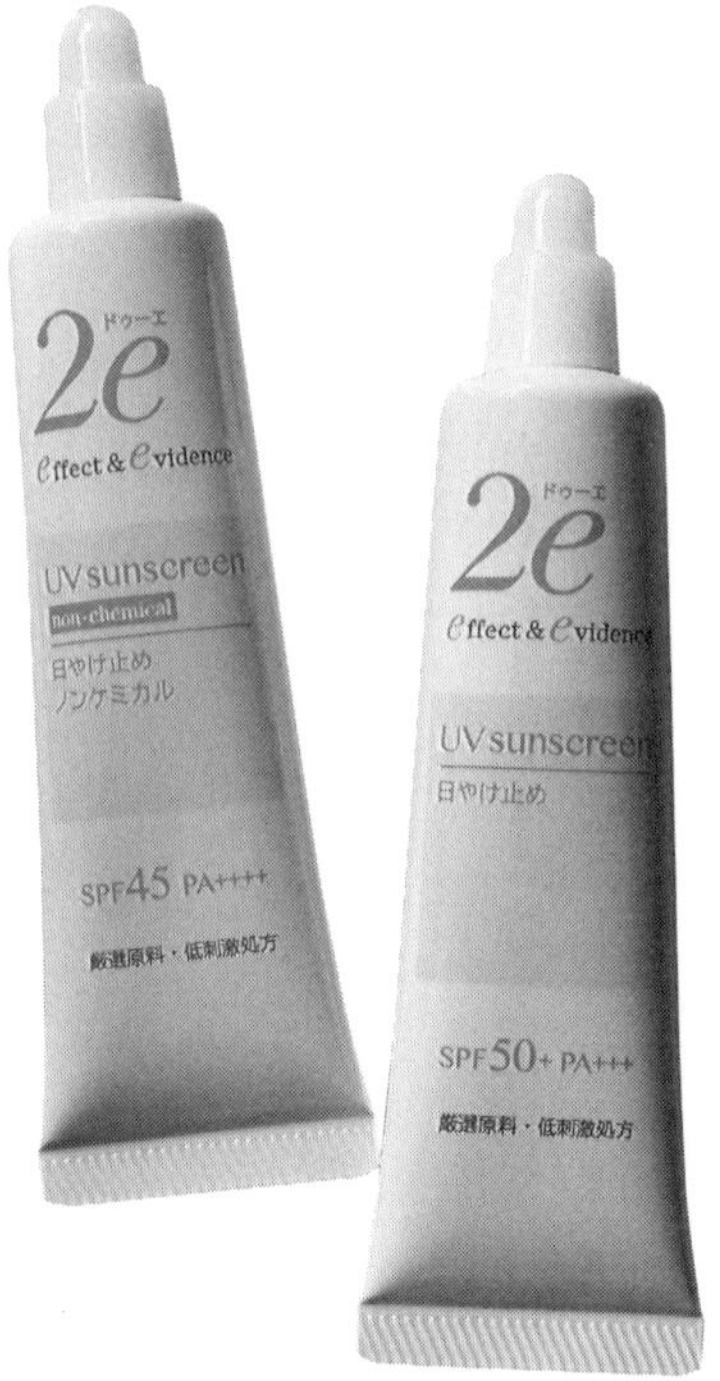

愛用している日焼け止めクリーム。池谷医院に併設されたサプリメントコーナーで購入。普段使いは紫外線吸収剤が入っていない敏感肌タイプ(左)、アウトドアのときはSPF50のより日焼け止め効果が高いものを使っています。

みなさんも日焼け止めを使うときは、丁寧にむらなく塗ることをおすすめします。指で軽く叩きながら塗ると、まんべんなくクリームをつけることができます。

こうした努力のおかげか、私は50代後半の今でもしみやたるみに悩まされることはありません。

「肌きれいですね」とありがたい褒め言葉をかけていただけることも多いです。顔の皮膚は、見た目年齢を最も大きく左右する重要ポイントですから、男性もできる限りの紫外線ケアをおすすめします。

また、日差しが強い季節や地域へ行くときは、帽子やサングラスを使うことをおすすめします。肌の老化に限らず、眼球も紫外線でダメージを受け、老化してしまうからです。

すでに緑内障を発症している人の場合は、特に注意が必要です。紫外線で症状が進行することも少なくありません。

化粧品は意味がない⁉

女性は肌のお手入れに熱心な人が多く、そのために化粧水や美容液、乳液やクリームやパックなど、多くの投資をしている人もたくさんいらっしゃいますね。

そういう方にとっては耳障りのよくないことかもしれませんが——医師としては、あまり外から肌へ何かを塗布しても、効果は薄いと考えざるを得ません。

というのも、**体の器官としての皮膚の役割は「老廃物の排出」と「有害物の侵入を防御」。つまり「出す」と「バリア」なので、外から何かを塗っても皮膚に入り込むことは難しく、結果、効果もそれほど大きくないと考えるのが自然だからです。**

そのため、外側から働きかけるスキンケアとしては、先にお伝えしたような保湿と日焼け止めの二つだけでいいと、私は考えています。

「外側から」とお伝えしたのは、「内側から」のスキンケアは非常に大きな影響がある、と考えているからです。

本書の冒頭で「血管は皮膚へ美容液を届けている」とお伝えしました。皮膚は、体の内側から届けられる栄養で、その質を左右しているのです。

皮膚は、たんぱく質がなければ生まれ変わらないし、ビタミンやミネラルがなければ健全さを保てません。

また、栄養のあるものを食べても、それらをしっかり消化・吸収できる胃腸と、全身の皮膚まで栄養を届けることができるしなやかな血管という、二つのインフラが健全であることも重要です。

また、肌荒れなどの皮膚の炎症を起こした時には、まずは炎症の原因となった食事を見直すことが最重要です。肌に炎症物質が届いてしまって、肌荒れが起きている可能性が高いからです。

サラダ油や揚げ物を控え、できれば肉もしばらくお休みをして、抗炎症作用のあるEPAやDHAが豊富な魚を食べ、野菜もたっぷり摂るなど、第2章を参考に食事を改善することが、肌を回復させる早道です。

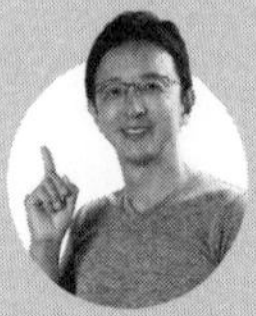

血管の中に侵入する歯周病菌

動脈硬化を招く原因には、糖質の過剰摂取や内臓脂肪、運動不足や高血圧などがあると、これまでにお伝えしてきました。

そしてさらに、近年、判明したもう一つの原因が、「歯周病」です。

歯周病とは、口腔内の歯周病菌が起こす、歯肉の炎症です。

口の中と血管――一見関係がなさそうに思えますが、実は、**血管内の動脈硬化のコブの中から、歯周病菌が発見されており、歯周病がある人は心筋梗塞や脳梗塞などのリスクが高まることも分かってきました。**

では、口の中の歯周病菌は、どうやって血管内に入り込んだのでしょうか？

実は、**歯を包む歯周内は血管が張り巡らされていて、そこで炎症や出血が起こると、細菌が血管内へ入り込みやすくなってしまうのです。**

歯周に炎症が起こった場所で増殖したたくさんの歯周病菌が血管内に侵入し、全身を巡っていると考えられます。

全身に散らばった歯周病菌がどのような悪さをして、動脈硬化に至らせるかについては、詳しいことはまだ分かっていません。血管内のあちこちで免疫細胞から攻撃を受け、それが原因で血管に傷がつくことから動脈硬化を起こすのではないかと、予想はされています。

また、歯周病菌がすい臓に到達すると、インスリンの分泌に影響して、糖尿病のリスクを高めることも指摘されています。

いずれにせよ、口内の炎症が全身に悪影響を与えることは間違いないので、早めのケアは必須です。

歯周病がある人は、歯ぐきから出血をしたり、歯ぐきがはれたり、口臭が強くなります。心当たりがある人は、早めに歯科医で治療を受け、ブラッシングをすると同時に、歯間ブラシやデンタルフロスを併用するようにしましょう。

また、私は歯周病がある人には「オリーブオイルうがい」をおすすめしています。

行い方は、次の通りです。


【オリーブオイルうがい法】

①通常の歯磨きと歯間ケアを行った後、ティスプーン1枚のエクストラバージン
　オリーブオイルを口に含む
②少し水も足してから、1分間ぶくぶくと口中に行き渡るようにうがいをする
③ティッシュなどにそっと吐き出す

これを数日間行うと、オリーブオイルが歯周病菌の寝床を油でコーティングして増殖を抑制するため、口臭がすっかりなくなって、炎症の改善効果も期待できます。

オイルはココナッツオイルでもOKです。

就寝中に歯周病は増殖しやすいので、眠る前に行うとより効果的でしょう。

このうがいを実践して口臭がなくなった患者さんが、当院では続出しています。中には歯周病が改善して「歯医者さんが驚いてました！」とうれしい報告をしてくださった患者さんもいました。

そして私自身、このオリーブオイルうがいを始めてから、歯科医で治療のお世話になったことはありません。50代後半の今も、歯周病もなく、すべての歯が健全なまま保つことができています。

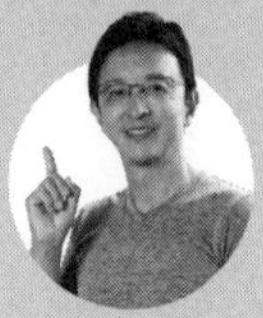

自分より若い人と積極的に付き合おう

「気持ちが若い人は、見た目も若い」とは、私の信条であると先にお伝えしました。
「朱に交われば赤くなる」とも言いますが、社会的な動物である人間は、家族や友人、仕事で出会う人たちの見た目や言葉、性格に影響を受けるものです。

若々しくて活動的な人たちと行動すれば自分も自然と活発になるし、元気がなくてヨボヨボとした人と一緒にいれば、つられて体の力が抜けていくような気がするもの。仕事人間だった人が、定年後に一気に老け込むことが多いのは、そのためです。

私の亡くなった父もそうでした。

幼稚園の理事長をしていた私の父は、現役時代はたくさんの子どもたち、若い先生方に囲まれて、あわただしくも活気のある毎日を過ごしていました。

その当時は、実年齢を言うと人が驚くほど、元気で若々しく背筋もすっと伸びていたものです。

ところが病気をきっかけに退職したあと1年も経たずして、ずいぶんと老け込んでしまいました。見た目にも、白髪のおじいさんそのものでした。

「退職」が、まるで浦島太郎の玉手箱のように、父を一気におじいさんにしてしまったのです。

人との付き合いがなくなると、表情や話し方、身だしなみなどのすべてが、とたんに色あせてしまいます。

そのため、仕事が中心の生活をしていた人は、引退したとたんに人と会うことがなくなるので、一気に老け込んでしまうのです。

特に、この傾向は男性に多いようです。

一方、女性は仕事に限らず、ママ友や地域の人、趣味の仲間など、交友を広範囲に広げていることが多いので、引退後も積極的に外へ出かけて人と会い、元気を保っている人が多いように見受けられます。

人と会うこと、そのために出かけることは、それ自体が気持ちのハリになります。できれば、自分よりも年齢が若い人と交流を持つことを、私はおすすめしています。自分と違う年代の人と関わると、得る情報や行動、足を運ぶ場所も変わってくるので、それがいい刺激になるのです。

私も年下の人たちと会食をしたり、ゴルフをしたり、積極的に交流をして楽しんでいます。着る服も若い人たちの間で浮かないように、「自分もおしゃれにしよう」「太らないようにしよう」など、自分を若く保つためのモチベーションにもなります。

若い年代ほど、自分の若さを保つことに熱心です。肌や髪の手入れや着るもの、体形維持などにせっせと時間と気力を割きますね。

一方、年を取るほどそうした気力は失われていくことが常です。「もういまさら、見た目に気をつけても関係ない」となってしまうのです。

「年を取っていくのは当たり前」というこうしたマインドが、一番、老化を加速させる原因だと、私は考えています。ただ流されるままに太り、着るものにもかまわなくなり……そしてそうした生活は当然ながら健康にも悪いので、病気のリスクも高まってしまいます。

それにブレーキをかける意味でも、若さ維持に熱心な若い人たちと交流し、気力を取り戻してほしいのです。

「そんな若い人に知り合いなんていない！」という人は、自分の子どもや親せきでもいいと思います。ちょうど二回りほど世代が若いので、得る情報も行動も全く違うので、一緒に出掛けるとかなり新鮮な刺激になるでしょう。

もしくは若い俳優や歌手、スポーツ選手のファンになるのも、おすすめです。彼らは何が好きなのか調べたり、関係するイベントへ足を運ぶなど、楽しみがどんどん広がります。

何かにときめくと、血管を若返らせるNOの分泌も高まりますから、どんどん好きな人を増やしてほしいと思います。

無理して若い人と付き合う必要はありませんが、「いつもと同じ日常」から抜け出すための、自分にあった方法を他に探してみてください。

おわりに

最後までお読みいただき、ありがとうございました。

本書では、血管をいつまでも若々しく保つために、今すぐ、自分でできることをご紹介してきました。

私はこれまでに数万人の方々の血管のケアに携わってきましたが、その経験から分かったことは「血管には、その人がこれまでにどんな生き方をされてきたのかが刻まれている」ということです。

油っぽいものを食べてきたのか、魚や野菜をせっせと食べてきたのか。

なるべく楽をしてきたのか、よく体を動かしてきたのか。

ストレスに常にさらされているのか、いつも楽しく過ごしているのか。

血管をみれば、その答えが書いてあります。

医学的にも、怒りや悲しみの感情を心にため込んで我慢をする人は血管にダメージを受けやすく、心臓病を起こすリスクが高いことが分かっています。

「生き方が血管のよしあしを決めている」といっても、言いすぎではないでしょう。

私は大学病院に勤務していたころ、救急車で運び込まれてきた急患を数えきれないほど診てきました。急に倒れるのは、心筋梗塞や脳卒中など、動脈硬化が高じてあるとき血管が詰まったり、破れたりする患者さんがほとんどです。

しかし、これまでにお伝えしてきたように、動脈硬化はあるとき突然なるものではありません。長年の飽食や運動不足、ストレス過多な生活で徐々に血管がむしばまれていくのです。

救急車で運ばれてくる人に、魚や大豆を日々食べ、糖質を控え、運動を習慣にしている人は極めて少ないのです。

そして、アフターコロナの今は、喫煙習慣を見直すとてもよい機会であることを、最後にぜひお伝えしたいと思います。喫煙が動脈硬化を進めて血管の老化を早めるたいへん大きな因子であることはみなさんよくご存じかと思います。その他、髪や歯周病、口腔がんのリスクを高めたり、歯や歯肉を薄黒くしたりします。実際に、「タバコ顔」と言われるほど、見た目の老化も劇的に早めてしまうのが、タバコです。

禁煙治療は私のクリニックでも行っており、これまで300人以上の患者さんの禁煙を成功させてきました。タバコと縁が切れた患者さんたちは、血管のケアが進むとともに、若さを取り戻すことができています。ぜひ、今喫煙習慣がある方は、本書をきっかけに「老いを止める」習慣として、勇気をもって禁煙を始めてほしい。血管を専門とする医師として、それを強く願います。

見た目の若さは、血管の若さが現れたもの。そして、血管の若さは、気持ちの若さの現れです。

本書を手に取っていただいたみなさんには、ぜひご紹介した数々の生活アイデアを実践していただき、健康を土台とした、本当の若々しさを保っていただければと思います。

そして、当たり前に体調がよく、体はいつも軽くて気持ちが明るい毎日を過ごしていただけたら、医師としてそれ以上にうれしいことはありません。

2020年9月

池谷　敏郎

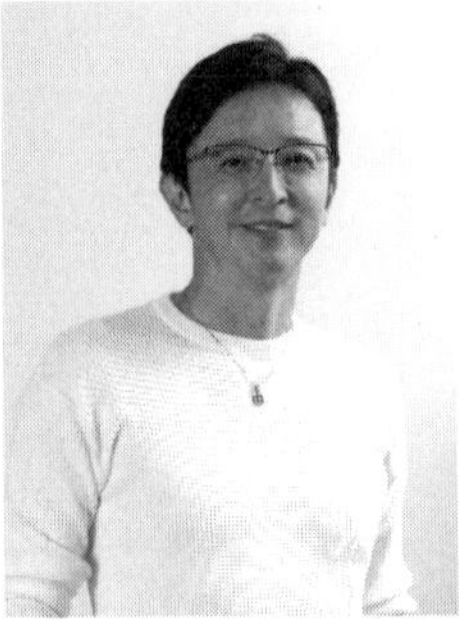

池谷 敏郎
いけたに としろう
池谷医院院長・医学博士

東京医科大学客員講師、総合内科専門医、循環器専門医。1962年、東京都生まれ。1988年、東京医科大学医学部卒業後、同大学病院第二内科に入局し、血管、血圧の研究を行う。1997年、池谷医院理事長兼院長に就任。臨床の現場に立つと同時に、血管、心臓の専門家としてテレビ、ラジオ、講演会など活動の幅を広げる。食事や運動などの生活指導を丁寧に行い、患者を真の健康へ導くエキスパート。『「血管を鍛える」と超健康になる！』（三笠書房）、『50歳を過ぎても体脂肪率10％の名医が教える 内臓脂肪を落とす最強メソッド』（東洋経済新報社）など著書多数。

老いは止められる

2020年9月9日　初版第1刷発行

著　者　池谷敏郎
発行者　澤井聖一
発行所　株式会社エクスナレッジ
〒106-0032　東京都港区六本木7-2-26
http://www.xknowledge.co.jp/

問合先　編集 TEL.03-3403-6796
FAX.03-3403-0582
info@xknowledge.co.jp
販売 TEL.03-3403-1321
FAX.03-3403-1829